U0289866

THE
HEALING
CODE

【修订版】

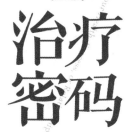

治疗密码

[美]亚历克斯·洛伊德 班·琼森 著

韩亮 译

中信出版集团·CHINACITICPRESS·北京

图书在版编目（CIP）数据

治疗密码 /（美）洛伊德，（美）琼森著；韩亮译. — 2 版 — 北京：中信出版社，2015.8（2024.5 重印）
书名原文：The Healing Code
ISBN 978-7-5086-5165-1

I. ①治… II. ①洛… ②琼… ③韩… III. ①精神疗法 IV. ①R749.055

中国版本图书馆CIP数据核字 (2015) 第 094064 号

The Healing Code：6 Minutes to Heal the Source of Your Health，Success，or Relationship Issue by
Alexander Loyd and Ben Johnson
Copyright © 2010 by Alexander Loyd
This edition published by arrangement with Grand Central publishing，New York，USA.
Simplified Chinese edition © 2015 by CITIC Press Corporation
All rights reserved.

本书仅限中国大陆地区发行销售

治疗密码

著　　者：[美] 亚历克斯·洛伊德　班·琼森
译　　者：韩　亮
策划推广：中信出版社（China CITIC Press）
出版发行：中信出版集团股份有限公司
　　　　　（北京市朝阳区东三环北路 27 号嘉铭中心　邮编　100020）
　　　　　（CITIC Publishing Group）
承　印　者：北京通州皇家印刷厂

开　　本：787mm×1092mm　1/16
印　　张：16　　　　　　　　　　　　字　　数：145 千字
版　　次：2015 年 8 月第 2 版　　　　印　　次：2024 年 5 月第 18 次印刷
京权图字号：01-2011-5546
书　　号：ISBN 978-7-5086-5165-1/R·57
定　　价：38.00 元

CONTENTS

目 录

V

VI

改变了
一切的惊人发现

　　人活着最想要的是什么呢？甜蜜的爱情；从疾病中康复；内心的安宁；还是能发挥特长在某个领域干出一番成绩来，从而获得无与伦比的满足感？你怎么才能拥有那样"东西"，那个能让你为之辗转难眠或心跳加速的东西？

　　我（指亚历克斯[1]）想要和你们分享的，就是一个能获得这些东西的方法。这个方法是我在2001年偶然获得的，并将其视为上帝的恩赐。

　　你们要知道，在2001年时，以上说的那些都是我求之不得的事。因为在此之前我度过的12年人生实在是充满了悲伤、沮丧、挫折、失败和无助——那漫长的12年给我和我的家人带来了极大的痛苦和伤害。每当事情貌似出现一点儿转机的时候，总是马上又退回原点，让我们的生活重新陷入深深的绝望当中。

　　这到底是怎么回事呢？让我从头说起吧。1986年，特蕾西和我对彼此说了"我愿意"。当时我们都相信，我们两个人从此一定会过上白头偕老的幸福生活。但是，婚后还不到6个月，特蕾西就开始动不动为一些鸡毛蒜皮的

1　除非特意说明，正文中出现的第一人称都是指亚历克斯·洛伊德（Alex Loyd）。——作者注

小事哭个没完，不停嘴地狂吃巧克力酥饼，还经常躲在卧室里把门反锁起来。此前特蕾西从未发生过这种情况，而且她自己似乎也不清楚为什么会那么难过，当然，除了嫁给我这个原因之外。我们很快就发现，特蕾西患上了抑郁症，而这个病很可能从她出生到现在一直都有。实际上，抑郁症和焦虑症在她的家族中一直存在，而且很容易发病。在过去的三十几年里，她家族里有好几个人都为此自杀了。

病急乱投医

我们试过了所有的方法：咨询、治疗、维生素、矿物质、草药、祈祷、替代性情绪舒缓技巧……所有的方法。特蕾西这些年读的心理学、自我调节、灵修方面的书都可以塞满一座图书馆了。这12年中，我们俩花在这方面的钱更是不计其数——上次我们算了一下，足有数万美元。在我们尝试的方法中有一些还是相当不错的，我们至今还在用，有几个也确实管用，但特蕾西仍然没能摆脱抑郁症的困扰。

我们想，也许抗抑郁药是最后的办法了。我至今仍清楚地记得深更半夜被特蕾西的尖叫声惊醒。开灯后，我惊恐地发现特蕾西坐在那里，身上、睡衣上、床单上都是血。她一边大声尖叫，一边痛哭流涕。我伸手去抓电话，拨通了911，心里想着特蕾西是不是体内大出血了。我担心她能不能挺过来，如果挺不过来，我们年仅6岁的孩子该怎么办。当这个念头冒出来时，我才突然反应过来是怎么回事——原来特蕾西睡着时一直用指甲去抓大腿，直到抠下太多皮肉，血流到了床单上。虽说抗抑郁药的副作用不少，但这次是最可怕的。

不过，抑郁症本身的症状远比这更可怕。有一次，特蕾西读到一本书，做了书后附录中的抑郁症程度自测题。得分显示，她处于"严重抑郁等级"。

于是我仔细看了一遍测试里的问题和她的答案，结果惊讶地发现，有一题问她"是否常常想死"，她竟然回答"是"。她跟我说，她太胆小，下不了手，但她经常会想，要是开车时冲出公路一头撞在路堤上该有多好，所有的痛苦都会消失，一了百了。

特蕾西的抑郁症让我们的生活和家庭笼罩在一片阴影之下，有好多次我们都快扛不住了。婚后仅仅3年，特蕾西和我就想过离婚。唯一让我们继续走下去的因素就是对上帝的信心，坚信上帝定有安排。后来，我俩又举行了一次宣誓仪式，重读了一遍誓言——我们可是真正地做到了"无论安乐还是困苦，都不离不弃"啊！

我唯一没有失去的就是希望，也正是这份希望支撑着我不断地努力寻找解救特蕾西的办法。我加入了两个医疗项目组，参与了无数的研讨和会诊，阅读了大量相关书籍，但没有什么能给出我想要的答案。长见识了吗？当然了。变得更成熟了？肯定是。坚信自己最终能找到答案？一直坚信，从未改变。

然后，改变就发生了。短短3个小时的时间里，奇迹竟然就发生了。当时，我觉得好像全世界就剩下我自己了，尽管事实上周围都是人……

治疗的蓝图

当时，我刚刚参加完在洛杉矶举行的一个关于心理学替代疗法的宣讲会，正准备返家，已经登机。这时，我的手机铃声响起，接通之后电话那头传来一声"嗨"。这个词钻入耳朵，让我浑身汗毛都竖了起来。果然，特蕾西又陷入了严重的抑郁状态，她一边哭一边抱怨我们的儿子哈利（他只有6岁）怎么就完全不明白她此时的病情。如果这时我在家，就能用一些我知道的方法来缓解她的症状，可我却身在3 000英里之外鞭长莫及。我一边安抚她，一边和她一同祈祷，直到乘务员走过来要求我关掉手机。关机后，我接着为特蕾西祈祷，就像我在过去12年中每天都做的那样。

那之后发生的事情，正是我写这本书的原因。我觉得最贴切的描述是：上帝将一些东西下载到了我的头脑和心灵中，这些东西就是我们今天所讲的"治疗密码"。

别误会我的意思……这架波音737的窗外可没有什么天使降临，机舱中没有雾霭环绕，我也没听到什么圣歌响起。但我所经历的事情实在是前所未有，简直让我觉得是上帝对我过去12年日日祈祷的一种回应。对于它的出现，我用心去仔细观察揣摩，发现它和之前出现在我脑海中的那些奇思妙想截然不同。如果你有过那种经历，就是想到什么事然后脱口而出"这主意太棒了！"，那你就知道我的意思了。这种感觉很相似，只是这次头脑中像是被植入了别人的好主意，就像我是在电视上看到了它似的。它就在我脑中，但却不是我想出来的。我正在"翻阅"一份我从未研究过的治疗体系的蓝图，它讲的是利用一种身体的生理机能去治疗心灵方面的问题——比如错误的想法和信念。我眼前的这套体系展示了如何找到生活中所有问题的真正根源并进行治疗，而方法仅仅是用双手做一套简单的动作。所以……我开始动笔把它记下来，我写啊写啊，越写越多，直到手酸软抽筋，直到我大声地脱口而出（我记得这些，是因为之后我尴尬地环顾四周，生怕有人听见）："上帝啊，你慢点儿说吧，要么就等会儿再说，我实在写不了这么快啊！"

回到家之后，我马上就用这套上帝赐予的治疗蓝图来解决这个十多年来一直影响我生活的问题。45分钟之后，我妻子的抑郁症状就消失了。在我写本书时，距那时已过去8年多，特蕾西再没吃过一片药，而且每天感觉都非常好。没错，特蕾西的抑郁症在那最初的45分钟过后也曾有所反复，但在她坚持每天做"治疗密码"之后，不到3个星期的时间，她的抑郁症就痊愈了。

想到我们这么多年来苦心寻找一切能让生活重归正常与平静的方法，过程如此艰辛，我就不知道如何用言语来表达这带给我们全家——我和妻子、儿子们（我们又生了一个）——的激动与狂喜。事实上，2006年特蕾西正式将名字改成了"霍普"[1]。这么多年阴郁的日子曾让她无比绝望，如今也都一去不返。现在，她是"霍普"了，她有了希望。

在发现"治疗密码"的那个命运之夜过去后，接下来的星期一早上当我踏入自己开的私人诊所时，那股兴奋劲儿仍然不减。我计划把这个新发现告诉和我有着相似遭遇的人们——那些正在苦痛、挫折、伤心中煎熬却得不到答案的人们。在我将"治疗密码"与他们分享之后，一切正如所料：抑郁的症状消失了，焦虑转化为平静，人际关系中的问题也不见了，甚至更严重的心理和精神问题也在持续、稳定、快速地好转。

治疗的范围扩展了

6个星期之后，发生了一件出乎预料的事情。我的一位重要患者来找我，问我能否和她私下聊聊。她一脸困惑的表情，这倒极少见。她跟我说，她不记得是否告诉过我她有多发性硬化症[2]。说心里话，听到这话我立即想起读博时上过的一节心理学课，课上曾讲到道德与法律的话题，这让我心中闪过一丝不安，担心会被卷进一场官司，顿时就觉得尴尬和紧张起来。我一边翻看她的档案，一边告诉她我也想不起来了，得再看看。但就在此时我突然意识

1　霍普，原文为Hope，意为"希望"。——译者注
2　多发性硬化症（multiple sclerosis）是一种慢性中枢神经系统疾病，症状包括：感觉改变、视觉障碍、肌肉无力、抑郁、协调与讲话困难、严重的疲劳、认知障碍、平衡障碍、体热和疼痛等，严重的可以导致活动性障碍和残疾。平均发病年龄一般在20~40岁，女性发病人数是男性的两倍。——译者注

到，她之所以这么问，原因可能并非我想的那样。

想到这一点，我心中顿时充满了同情。我将档案合上放到一边，深深地看着她，说："我也记不得了，为什么会问这个？"结果她突然就哭了起来，几乎完全失控。等平静下来之后她解释说，她刚刚从纳什维尔的范德堡医院回来，医生告诉她，她患的多发性硬化症已经完全康复了。听到这话我大为触动，眼泪也不禁流了下来。后来不知怎么，我们又破涕为笑，笑得十分畅快。我问她："你是怎么做到的？快告诉我！如果以后我还有这样的病人，我好和他们分享你的经验。这实在太棒了……真为你高兴！"

她告诉我，这一切都要归功于我过去这6个星期让她做的"治疗密码"。理应如此——因为这是她做的唯一一件与以往不同的事。

当时我认为这纯粹是一个特例，一起偶然发生的反常事件而已。直到几个星期之后，我又听到了一件类似的事，这回是癌症康复。此后不久又有了糖尿病康复，然后是偏头痛康复、早期帕金森症康复等。

此时我才知道，那天在3万英尺高空所得到的东西已经远远超出了我所希望或祈求的。我意识到它将给全世界人民的健康带来福音，但我也知道没人会相信我。实际上，大多数人甚至根本就不相信那些关于治疗的神奇故事。它们听起来太玄了，太惊人了，太不可思议了。我们每天都被这些所谓的"不可思议"狂轰滥炸着，而一旦套用在自己身上，结果却往往令人大失所望。

寻求证明

为了能把它推广到全世界，我需要先迈过自己心里的那道坎儿。首先要确认两件事。其一，它是否与我自身的宗教信仰相契合。在两到三个星期的时间里，我"按下暂停键"，花时间祷告，与我的牧师和精神导师交谈，在经文中搜寻依据，看其是否能与《圣经》相契合。最后我确信，这个治疗方法事实上比其他任何主流或替代性的医疗手段更加与《圣经》里所讲的相契合。它治疗的正是《圣经》中所强调的东西，而治疗手段也依照了神创造宇宙及人类身体的方式[1]。

第二个我需要确信的事是，"治疗密码"是可以从科学及医学的角度被证实的。我必须这么做，因为我开始意识到，如果它真有我想的那么好，那我就要彻底改变目前的生活才能将其推广到全世界。我必须放弃我原本的工作。你得理解一下，我为了博士学位寒窗苦读了5年，这些年也一直备受煎熬，不仅要想法应对特蕾西的抑郁症，同时还要做两份工作，全身心投入到研究生院的工作中，为学费奔波，还要养活一家子（我第一个儿子正好在那时出生）。记不得有多少次我们把花生酱或米饭豆子当作晚餐了。取得学位之后，我工作不到一年就有了一份长达6个月的患者等候名单。作为医生，我的事业蒸蒸日上，我们也终于能享受到自己的劳动果实了。

所以，当我看到"治疗密码"在特蕾西和我的患者身上产生了如此神奇的效果后，我更需要确信它是货真价实的。我需要证据。

接下来的一年半时间里，我通过各种方法来证明"治疗密码"真的比其他所有的治疗方法都好。我开始借助心率变异性测试（HRV）——这是测量自主神经系统压力的黄金标准。在做了足够多的研究之后我发现，几乎能想到的每个健康问题如果深究的话，或多或少都和以某种方式表现出来的压力相关联。我相信，如果"治疗密码"真能像看起来那样包治百病，那它肯定

1　关于我是如何得出此结论的，如果你想知道更多详细内容，可以登录网站www.thehealingcodebook.com，注册本书，然后参见《信仰基础》（*Spiritual Underpinnings*）一节。——作者注

是清除了身体上的压力，因为在大多数案例中，那些被治好的人身体上的病症并非"治疗密码"指向的目标。实际上，无论过去、现在或将来，它的目标永远只有一个——内心的、精神上的病症。

惊人的结果

历时一年半的心率变异性测试结果完全出乎我的预料。一位医学博士告诉我，我得出的结果在医疗史上绝无仅有。这个结果是什么呢？简单来说，"治疗密码"只用不到20分钟的时间就可以让自主神经系统从失衡状态恢复平衡。而且经测试，大多数患者（77%）在24小时之后仍然保持着平衡的状态。罗杰·卡拉汉博士的最新研究专著《停止创伤带来的噩梦》（*Stopping the Nightmares of Trauma*）一书显示，依据过去30年中的可查阅文献，此前的治疗方法要移除同样多的压力，所花的时间最短也要6个星期。将这些信息串联起来的话，很明显，"治疗密码"似乎用不到20分钟的时间，就将我们体内导致几乎所有健康问题的根源祛除了。

当然，这个测试是我自己进行的，并非来自临床试验或双盲测试[1]，但它足以告诉那些思想开放的人们，他们的问题有解决的希望了。我知道，我已经找到了自己一直苦苦寻觅的东西，好多人认为不可能的东西：它不仅能治标，还能治本，效果也非常持久。有了它，我就有了离开现在工作的理由与勇气。我从零开始，在资金短缺、没有广告的条件下，在家中的地下室里成立了"治疗密码"团队。想到我和特蕾西在此前的12年中所经受的痛苦，我

---

1 双盲测试，是指在测试过程中，测试者与被测试者都不知道被测者所属的组别（实验组或对照组），分析者在分析资料时，通常也不知道正在分析的资料属于哪一组。这样可以最大限度地减小主观影响，让测试结果更客观、更准确。——译者注

觉得，现在的我有责任来帮助那些也正处于痛苦中的人。所以，现在我怀着无以言表的激动之情，将这份礼物，这份上帝在2001年5月送给我的礼物转送于你，让你可以和世界上许多人一样，治愈生活中的创伤。

班·琼森的故事

我（指班·琼森）非常同意。事实上，我之所以加入这个团队来帮助推广"治疗密码"，原因之一正是我亲身体验过它的神奇疗效，而且后来还亲眼看到我的父母也从中受益。下面就是发生在我身上的故事。

1996年那会儿，可以说，我在科罗拉多泉市过着"相当滋润"的生活。作为医生，我的事业非常成功，和患者们相处融洽，我的副业——房地产投资也开展得有声有色。一家人其乐融融，还有充足的时间去狩猎、垂钓和滑雪。生活简直太美了！

就在这段时期，我父亲做了三支冠状动脉搭桥手术。当时他的下肢动脉已经硬化闭塞了，需要打通颈动脉。他问我，有没有什么非常规的治疗方法，也就是不在美国食品药品管理局（FDA）许可之列的那些疗法。随着他进入康复期，动脉也畅通了，我开始对这件事上心了。随着我对草药、营养补剂及对FDA许可的标示外药物的认识加深，我越发觉得我一直在治疗的只是表面症状，而并没有让患者真正从生病状态转变为健康状态。

我开始对药物这种有着大量副作用的东西备感失望。原来世上竟然有这么多有效的疗法，而我以前接受的医科教育竟然对此毫无提及！我认识到，我需要对它们有更深入的了解。于是，一切从此开始！

我回到家乡佐治亚州后，开始苦读所有我能找到的关于草药、营养补剂、顺势疗法和其他疗法的资料。这就好像重新回到学校学医一样！后来我发现，由于信息量太大，我还是需要正规的培训。于是我又回到学校，最终拿到了理疗学学位。

从那时开始，我就努力整合两个领域的知识，为患者提供最好的疗法。我将主流医学疗法与其他替代性疗法适当结合，为患者创造出最有效的治疗方案。这么做之后，我在治疗慢性病和退行性疾病[1]方面比之前单用主流医学疗法的效果更好了，其中也包括癌症——这个我最终选择钻研的领域。当然，尽管我的治愈率大大提升，仍然有一些患者的病是无论我用什么方法都没有效果的。正是这些病例，让我不断地寻找一种能对所有人都起作用的治疗方法，不管他们的病情如何。

疾病并不都是身体上的

作为癌症综合治疗师，我遇到的最大困难之一就是患者在康复过程中必须要克服情绪和心理问题。事实上，我真的遇到过患者在症状消失之后反而死了，就因为他们无法克服生活中常常会出现的愤怒、恐惧、感受不到爱、不被原谅等种种情绪。为了帮助我的父母更有效地处理他们未解决的情绪和心理问题，我做了一番调查，钻研了不少疗法，包括传统的心理辅导、思维场疗法（TFT）、情绪自由技巧（EFT）、抚摸疗法、达帕思指压技巧（TAT）、量子技巧，还有其他种种疗法[2]。其中一些确实起了一定作用，有的甚至效果出众，但却没一个是我想要的那种

---

1 退行性疾病是指受害组织或器官的功能随着时间推移会逐步减弱的疾病。——译者注
2 其中一些疗法是带着与之相应的精神世界观的。但我（班·琼森）和亚历克斯都没将疗效归功于此，我们只是借用了这些疗法中能被科学证明的部分，仅为获得身体上的益处。——作者注

普适性的疗法。

在此过程中我也发现了一个事实，就是我们极少会碰到一种全新的疗法，尤其是那种在医学史上具有跨时代意义的疗法。想想有没有可能存在一个没有百忧解（抗抑郁药）、立普妥（降血脂药）、胰岛素和降压药的世界？这种想法一旦契合了我们自身的需求，就真的会成为一件无比重大的事！当时我还没意识到，我要寻找的这种新疗法，正是亚历克斯·洛伊德博士所创的"治疗密码"[1]。现在，我非常高兴地向朋友和伙伴们推荐它。

在我位于亚特兰大的癌症诊所，我们已经取得卓著的成果了。我们研究了癌症出现的多种原因，并一一对症下药。我认为，癌症的病因是多种原因的综合，包括重金属、病毒、细胞缺氧、代谢性酸中毒以及情绪问题和心理问题。对于重金属，我们可以用多种静脉药剂或口服剂很有效地处理；病毒及其他类病毒颗粒就难处理得多，但它们也能用某些抗病毒制剂和其他非FDA许可药来解决；细胞缺氧（德国生物化学家奥托·瓦尔堡证明缺氧是导致癌症的一个重要原因，他也因此获得1931年的诺贝尔生理学或医学奖）的治疗则是一个较为缓慢的过程。有静脉药剂可以改变氧合血红蛋白分离曲线，这与代谢性酸中毒的治疗密切相关，同时坚持改变饮食习惯也是极为必要的。要全面解决以上这些问题尽管不容易，但也都算指日可待。只有情绪和心理问题仍旧是躺在病人面前的拦路虎。如何为其找到一个解决办法，在我的医学实践中成为一个越来越重要的课题。

---

1 本书中的"治疗密码"正是基于亚历克斯·洛伊德于2001年创立的"治疗密码系统"。经过数年时间，在美国50个州及全球90个国家的患者进行过亲身体验和测试后，我们发现，这确实是一个能对所有人及所有疾病都产生效果的系统。——作者注

我的死亡诊断

在我为父母苦心寻找的过程中，我自己也开始出现一些身体上的问题了。起初是疲劳和肌束颤动（肌肉不自主地收缩或肌纤维痉挛）。最初，我试着不去在意，只当它是1996年我遭受脊髓损伤的一个后遗症。但随着时间推移，状况恶化了。腿肚子上的肌肉会不自主地跳动，后背和上臂的肌肉也会出现痉挛。你坐在那儿可以清楚地看到这些肌肉在皮肤下面上下跳动。而且，我变得更容易疲劳，甚至只爬一小段楼梯就累了，我的声音也变得更虚弱。我决定要拜访一下我的整形外科医生，他也是我的好朋友。在给我做了仔细检查之后，他非常迟疑地告诉我说，他的诊断结果是肌萎缩性侧索硬化症（ALS）。我对这个诊断结果并不满意，所以马上找了另一位医生朋友，打算听听他的意见。但他也做出了相同的诊断。

我回到家，仔细阅读手头的医学书籍，但查到的内容却让人非常沮丧。8%的肌萎缩性侧索硬化症病患者5年之内就会死于并发症，而我患病至少有一年了！根据这种病的相关数据，我已经活了剩余寿命的25%~50%。我的癌症患者中不少人的诊断结果都比这个好。

在我得知诊断不久，我参加了一个宣讲会，会上我听到亚历克斯·洛伊德博士讲到他的新发现——"治疗密码"，我觉得非常吸引人。他讲到，在他用"治疗密码"医治患者后，不仅在患者的精神方面产生疗效，在身体方面也产生了作用。这相当出人意料，但却是不争的事实。而后，他见到越来越多患者的身体疾患出现了好转。于是，拿着刚刚到手的诊断结果，我转而开始努力研究洛伊德博士的发现了。

细究科学和哲学依据

科学和哲学依据对我来说非常重要，因为如果在科学和哲学基础上都有瑕疵，那成果本身也是有瑕疵的。就像这本书将要详细介绍的那样，"治疗密码"的基础概念之一就是所有记忆都会被大脑以图像的方式保存，其中一些图像包含不实信息甚至是谎言，如果不去修正的话，最终将导致精神和（或）身体上的疾病。记忆会以图像的方式保存这种说法，我对此并无异议，因为大脑的工作方式确实就像一台超级计算机。关于图像中存在不实信息或谎言的说法，对我来说就有些新鲜了，但也完全说得通。因为自弗洛伊德以来所有相关学者都提出，如果之前某些能量受到阻隔，那之后生活中就会出现难以解决的问题。新鲜的是，依据这个概念，这些事情、这些图像并非事实。举个例子，如果某人感到不被爱，他（她）就真的不值得爱了吗？当然不是！如果我们感到力不从心，难道就意味着我们的身体和头脑真的没办法做出行动了吗？可能并非如此。很可能我们只是认为自己不能做到而已。所以，我能接受所谓的"相信了非事实"这个概念，但这又怎么会演变成疾病呢？

我试着将其比做一种电脑模式，这样较容易理解。我们生来就带着某些特定的程序，其中之一就是"自我治疗"的程序。一旦我相信的并非事实，那么就相当于这个程序的文档被破坏了，导致程序越运行越慢，最终崩溃。如果你能找到一种方法把被破坏的文档修补好……那么，瞧！人体自愈能力——这个上帝造人时所设计的功能又会重新恢复！以电脑模式来看这很合逻辑，从人体模式上来说也是行得通的。

但你怎么做到将错误的数据删除，以正确的数据替代呢？对我来说，这就涉及物理学了。因为所有的事物，包括数字信息，最终都会以能量的方式存在，并带着相应的振动频率。而所有的频率都是能被改变的，只要我们知道方法。

投身于此

现在，我对治疗密码的科学及哲学依据都感到很满意了，是时候采取行动了。所以我马上参加了一个教学宣讲会。宣讲会非常好，我也开始学到了一些"治疗密码"教练们所用的简单技巧。我还决定自费去听洛伊德博士一小时的治疗课程。

我有两件事想要立即着手。首先就是我刚刚被查出的肌萎缩性侧索硬化症病。此外，我还患有长期失眠症，近几年变得尤为严重，要是没有睡眠辅助我晚上根本无法入睡。于是我得到了一个治疗失眠的特定"密码"，每天要做3次。在按照"密码"做了一次之后，当天晚上我就睡着了，而且一觉到天亮。接下来的5个星期我再也没有用过睡眠辅助。我并不是说此后一次也没用过，毕竟我经常出门在外，陌生的床铺、特殊的噪音有时会让入睡变得十分困难。尽管如此，我的睡眠质量也已得到极大提升，而且我很少再用睡眠辅助了。

我的肌束颤动、疲劳及其他肌萎缩性侧索硬化症病的症状也全都消失了。在做"治疗密码"仅仅3个月后，我又回去找第一个为我诊断的医生，测试之后他发现，我的肌萎缩性侧索硬化症病竟然痊愈了。此后，也就是从2004年3月开始，我再也没出现过类似症状。你们可能不知道的是——肌萎缩性侧索硬化症病此前可是没有治愈先例的啊！

在亲身体验了"治疗密码"的神奇效果之后，我决定对它进行系统的学习，同时也对我在亚特兰大癌症诊所的员工们进行培训，这样也能让我的患者们从中受益。基于我和员工们的观察结果，我认为这正是我要寻找的治疗方法。除此之外，我再也找不到一种方法能如此有效、彻底地治愈精神和身体上的问题了。

最近我常发现自己在周五晚上无事可做，所以我和孩子们决定看个电影。孩子们认为与其冒着冷风跑到室外去找碟片出租店，还不如翻翻家里的库存。他们翻出了一张《2001太空漫游》[1]。因为从未看过，他们很想知道这部片子是讲什么的。在我思考影片主题——人类即将迎来另一场跨越式进化——的过程中，我想到了如今人类在各领域的知识正以几何速度增长，医学界也是如此。我一直相信在治疗范式上，人类已准备好上到一个新的台阶了。

在第二章，本书会简要回顾一下医学发展史。到时你就会清楚地知道为什么我相信"治疗密码"是治疗范式上的一大飞跃。它完全摆脱了类似疗法惯有的神秘兮兮的感觉，无论从哲学上还是科学上都是站得住脚的，更别说它的疗效千真万确了。我就是个活生生的例子！

在我们往下讲之前，关于"治疗密码"的科学性我还有些话说。无论测试过程是多么严谨、多么天衣无缝，仍然会招致批评的声音。通常，他们会提出一个所有测试都绕不开的问题——"这样的结果可能只是基于自我安慰（也就是说，都是你头脑中自认为的）。"所以，如果一个保守的科学家想要说"这个并没有被证实"，他的确可以这么讲。我有位好朋友是自然健康领域的专家，他有一个非常棒的研究成果在16个大学的独立测试中都获得了认证，

---

1 《2001太空漫游》是一部科幻冒险题材的电影，由美国著名导演库布里克耗时4年制作，雷纳德·洛塞特等人主演。影片讲述人类进化演变以及未来发展的整个过程，充满哲学思考，被誉为史诗般的鸿篇巨制。影片于1968年上映后获得极大反响，次年获得英国电影学院奖及奥斯卡奖。——译者注

但也碰到了这个问题。正如你猜想的那样，他的竞争者们并不欣赏他的成功。通常对于那些朝你扔石头的人，当你揭开他们的外皮，就会发现他们其实是带有目的性的——绝对和学术一点儿关系都没有。进行测试这一年半以来，发生的最好、最出乎意料的事就是"锦上添花"的事情一件接着一件地发生，正好回应了潜在的批评。一直以来，最快速、最佳的疗效都出现在动物和婴儿身上。但重点是：动物和婴儿都无法自我安慰吧！所以，这样的疗效绝对没可能是自我安慰，而一定是真正的、实实在在的治愈过程。我们真心感谢赞同和支持"治疗密码"的那些有勇气的、思想开放的、世界级的科学家和医生们。虽然他们因此受到了来自同行的批评和压力，但他们却愿意勇敢地朝着这份研究成果指明的方向前进，即便跳出了主流科学的圈子也在所不惜。他们真的很棒！

基 础

（不要跳过这一章！）

新闻界有一句名言：永远、永远不要忽略导语。

这一章就是全书的"导语"。

如果你读懂了这一章，你就什么都懂了。所以，读懂它吧……

三个"一样东西"

标题很唬人，是吧？我来解释一下。

在比利·克里斯特尔主演的电影《城市乡巴佬》（City Slickers）中，主人公克里（杰克·帕兰斯饰演）是一个强硬、沉闷的老年牛仔，平时不爱讲话。但就在粗犷的外表之下，比利·克里斯特尔发现了他潜藏的年龄的智慧。在一次深入交谈中，克里和比利分享了一个生活的秘密。他说，生活的秘密，就是一样东西。但他拒绝透露这个东西是什么，只告诉比利，他要自己去找出那样东西是什么。确实，每个人都需要亲自找出那样东西是什么。

你看，"一样东西"就能带来颠覆性的改变。你有没有在某些人的行为、习惯或态度突然出现积极变化时，与他们聊聊生活？聊到某处，他们眼神会突然亮起来，也许是一个人、一个时刻、一件事、一扇开启的门、一个重要的突破……反正是一样东西。

我们现在就给你展示出三个这样的"东西"。我们相信，在你的生活、健康、财富等方面，这三样东西都会给你带来彻底的改变。我们不仅要告诉你它们是什么，还要证明给你看。我们与你分享的是一个全新的发现，一个你在今后回想时能眼前一亮的东西。

三个"一样东西"

东西#1：世界上有一样东西，能治愈你生活中出现的任何问题。

东西#2：世界上有一样东西，能将东西#1的作用关掉。

东西#3：世界上有一样东西，能将东西#1的作用重新开启。

东西#1

世界上有一样东西，能治愈你生活中出现的任何问题。

是什么呢？就是身体的免疫和治疗系统。

想一想目前生活中最主要的两个或三个问题吧，你可以把它们写下来。健康问题、事业问题、情感问题、财务问题——什么都可以。我觉得除非这个问题就在这一刻刚刚出现，否则你肯定已经尝试过一些方法（或者许多方法）来解决它或减轻它的影响了。如果你还没有，酷！你现在就可以尝试一种肯定能解决它的方法了。保证没问题。如果你已试过其他方法，那我们认为你基本上可以不用再找了。我来告诉你为什么。想象一下，如果无论你遇到什么问题，上帝都会伸出手来，给你一粒神药、一杯圣水、一副秘密药方或一张藏宝图……换句话说，一个世上本不存在的、保证有用的法子，那该有多神奇！你猜怎样？其实你已经有了！

　　每个人体内都有一个非常神奇的治疗系统，能治好任何身体及非身体上的疾病。这就是你的免疫系统。我们生来体内就设置好了一套治疗程序，能在小毛病变成大问题之前解决掉它。就算问题严重了也没关系，程序会在问题出现时进行处理。

　　就在刚刚，我的电脑不听使唤了。我并不是一个很懂电脑的人，在试了我知道的所有方法后仍不起作用，我感到非常沮丧。最后，我给一个精通电脑的好朋友打电话。在问了我几个简单的问题之后，他十分肯定地告诉我说，我需要清理磁盘碎片了。这我之前可完全没听说过，但很高兴地发现似乎只需要简单地按几个按钮就行了。照做之后，电脑马上恢复如初。我觉得非常神奇，我的电脑里原来一直内置着这么棒的功能，我却从来都不知道。

　　就像电脑内置的"清理磁盘碎片"程序一样，你自身的免疫系统能快速地治好你患上的任何疾病。我（班·琼森）告诉你，如果你去问世界上任何医生或康复理疗师一个很重要的问题，而他们都能如实回答的话，那每个人的答案都会是"没有"。什么问题呢？"对于一个以最佳状态运转的免疫系统来说，有没有什么病是治不了的？"答案是：没有。事实上，许多专家认为（我也赞同），如果有一种能对所有人、所有疾病都起作用的治疗手段，那就只有免疫系统了。

　　你也许会想："但我怎么将这些应用到生活中诸如情感、财务、事业等其他一些'非身体'的问题上呢？"正如你稍后会在本书中看到的那样，尤其在秘密3中（不要偷看哦！），几所全球最棒、最负盛名的顶级医学院的最新研究成果都表明，导致身体疾病的根源与生活中出现的其他问题的根源是一样的。还有，我们相信并发现了（稍后证明给你看）人体有一小部分治疗系统是此前从未被发现的。我们认为这个全新的治疗机制，以及如何将它"开启"，将会成为那"一样东西",为你解决生活中的问题带来突破。

如果你是个聪明又理性的人,而且思考这个问题很久了,你可能会问如下问题:"如果这个治疗系统真的能治好所有疾病,而且它就在我体内,那为什么这些疾病还会在我身上出现?为什么治疗系统不先把它们治好,或在刚开始就阻止它们发生?"

很高兴你问了这个问题。因为这正是我们要说东西#2的原因。

东西#2

世界上有一样东西,能将东西#1的作用关掉。

是什么呢?压力。(可能不是你想到的那种压力。)

如果身体的免疫和治疗系统能够治好你的所有疾病,那么,能将这个系统关闭的肯定就是导致所有疾病的根源。确实如此。根据斯坦福大学医学院著名细胞生物学家布鲁斯·利普顿博士1998年发表的研究成果,至少95%的疾病是由压力引起的。利普顿博士还说,剩下的5%来自基因,正如你所猜测的那样,是遗传自某些祖先,源于他们的压力。甚至美国联邦政府疾控中心(CDC)也在其网站上说,90%的疾病都与压力有关。而且,你能叫得出名字的所有相关权威机构——哈佛、耶鲁、范德堡大学医学院、梅奥诊所[1]等——都同意这个观点。

尤其值得关注的是,哈佛医学院网站中提到:"如果承受压力过大、时间

---

1 美国梅奥诊所虽被称为"诊所",但实际上是一所拥有悠久历史的综合医学中心,其历史最早可追溯到19世纪中期。1864年梅奥医生在明尼苏达州罗切斯特市创建了一个以救治美国南北战争伤员为主的诊所。从20世纪初开始,梅奥诊所逐渐创建起一套新的医学管理模式、医学理念和治疗手段,成为一家多专科协作管理医院。如今,梅奥诊所在佛罗里达州和亚利桑那州另设有分所,同时拥有自己的医学院和涵盖周边几个州的数十家医疗诊所,目前其临床专家及科学家已达2 700多名。——译者注

过长，就容易产生'慢性压力'，进而会导致心脏病、中风，甚至还常会引发癌症和慢性呼吸道疾病。身体上的疾病还只是冰山一角。压力还会从精神上影响你，让你从生活中、从所爱的人身上获得的欢乐消失无踪。"[1]

换句话说，无论你遇到什么问题，或多或少，都有可能来自压力。直到目前，我们仍然对此无可奈何，因为针对某个问题或某个人的解决办法，放在别的问题或别的人身上未必管用。几十年来，这个令人痛苦的结论已经非常清楚地摆在眼前了。如果我们要找一种方法从根源上治好疾病，我们就要找到一种方法，能持久有效地消除压力。

正如哈佛医学院的研究所指出的那样，疾病只是压力带来的症状之一。如果我们想要解决其他问题——情感问题、表现问题（能决定你成功与否）——那也需要从根源入手。我们将会证明给你看，压力也是这些问题的根源。事实证明，一旦人们解决了压力问题，他们的人际关系会变好，收入会增长，幸福指数也会增加。

必须要说明的是，我们所说的这种能致病的压力，并不是基于你目前糟糕的（也是你希望能有所改变的）处境，而是一种很深入的压力，就在你内心深处，完全和你目前的处境无关。事实上，改变你目前的处境，去除一些对你来讲会形成压力的事情，可能并不会对那种能关闭你免疫系统的压力起什么作用。在我们的研究中，对那些自认为没有压力的人进行压力测试，结果显示，90%以上的人都处于生理压力之中。在前面提到的那些医学院所做的研究中，许多都提出——一个人承受的压力对另一个人来说可能不算什么。到底哪些对你形成了压力，其实是由你的"内在程序"决定的。

1　此段摘自《压力管理：预防和减轻压力的方法》，哈佛医学院，哈佛健康出版社。——作者注

真正要问的问题

我的意思是，当你遇到解决不了的问题时，应该问的第一个问题是："到底是什么压力让我的免疫系统无法治愈它，我又该怎么办呢？"问题在于，这种压力几乎不可能被找到，也可以说是无迹可寻，即便你找到了，它也有种保护机制，让你很难修复它。（更多相关内容，稍后会详细说明。）

从另一方面来说，你也许意识不到这是条多好的信息。为什么这么说呢？因为那就不是你的错了！问题的出现与解决办法都和主观努力无关，而且每个人都有这种压力，无论他们是不是表现良好的乖乖仔。所以，放轻松，原谅你自己吧。你用不着事事完美。再说，我们已经有你想要找的东西了。是什么呢？就是……

东西 #3

世界上有一样东西，能将东西 #1 的作用重新开启。

是什么呢？就是：治疗"内心问题"！

让我们快速回顾一下。当人体的免疫和治疗系统正常工作时，是可以治愈——而且也有这个能力治愈——所有疾病的。但是，有一种压力能将系统关闭，或者至少会将其削弱到一定程度，让我们遭遇疾病或其他问题。

"治疗密码"能将免疫和治疗系统重新开启，正是因为它治好了"内心问题"。"治疗密码"发现了人体内一直存在的一个系统。我们怎么知道治疗密码能将其重新开启呢？因为当我们对其使用号称"黄金标准"的医学测试，完全摒除任何"安慰剂效应"时，显示的结果在医学史上都是从无前例的。

测试的结果是什么呢？当"治疗密码"将体内系统启动时，生理上的压力基本消失了。我们来推理一下，如果世界上唯一那个能将人体免疫和治疗系统关闭的东西被消除了，那么系统就会重新开始工作。自2001年春天至今，我们见证了全世界的很多患者从中受益，自己也乐在其中。而且，"治疗密码"的价值不止于此，不少人告诉我们，"密码"中蕴藏的理论对他们的人生影响更大。我们称之为"7个秘密"。

非常重要的一点是，治疗密码绝对不是在"治疗"健康问题，而只是在治疗"内心问题"。正如三千年前所罗门王在《箴言之四》中写道："你要谨守你的心，胜过谨守一切，因为人生中的一切苦难，皆由心生。"你会注意到，这句话的含义是，所有生活中的问题都是从心开始的。这就是为什么那么多人在使用"治疗密码"之后，自身的健康问题都得到了治愈。

在往下读之前……

也许你已经开始好奇"治疗密码"到底是什么，而且迫不及待想直入主题了。好吧，只要翻到第二部分就行，里面详尽地介绍了"治疗密码"是什么、怎么做。但从某些方面来讲，我真的希望你在第一部分先学学"7个秘密"。为了让"治疗密码"发挥更大的作用，你需要明白问题是怎样产生的，你怎样做才能深入问题的根源，一劳永逸地治好自己。

第一部分中讲到的"7个秘密"正如"治疗密码"一样是革命性的，因为这套方法并不像其他自我治疗的方法一样，只针对症状。几乎每个系统或多或少都涉及了5个领域：情感、思想、意识、行动、举止，或者涉及生理。根据我们的研究（在接下来的几页中你就会看到），我们相信这5个方面只是症状而已。"治疗密码"理论及应用更注重根源，而不只是表面症状。

所以，本书的第一部分会简明讲述医学史，以及有关生命、健康、财富的7个秘密。我们将会揭示相关的理论及研究成果，这些成果不仅找到了健康问题的根源，也找到了其他一切问题的根源。我们知道这是个很高的要求，但确实非常想证明给你看！

第二部分都是关于研究结果的。有些人也许觉得，要是一本书能告诉他们为什么他们的生活一团糟，可能读起来会很有意思，但如果到此为止那就很无趣了，因为没有解决什么问题。本书可不会把你撂在这么尴尬的地方。在第二部分会给你一切你需要知道的信息，让你可以开始着手找到问题的根源并治好它，同时清除那些阻碍你实现梦想和希望的东西。此外，我们还会给你一个10秒钟的疗法，用以应对日常生活中的压力。所以，第二部分将告诉你如何治疗所承受的压力，既包括生活中的压力，也包括存在于潜意识里的、会导致其他问题出现的压力。

你也许有点儿想把书放下了。为什么？因为以前你肯定听过太多这样的"神奇故事"，听过太多关于"突破"、"改变人生"、"会有奇迹发生"这样的承诺。我们也同样听过！尽管如此，我们必须实话实说，所有本书中提到的我发现"治疗密码"的经过、对它的思考、背后的故事，都是我在苦苦寻觅真正的、有价值的治疗方法时获得的宝贵财富，也是治好班·琼森患上的肌萎缩性侧索硬化症病的根本原因。我们没办法不分享这样的信息！

我们现在不要求你全盘接受。我们只想要你接着往下读完全书再做决定。这是我们给你的一个挑战。对你来说，也许人生的几小时就这样"浪费掉了"，但很有可能会获得几十年的幸福生活。

现在你已经知道了3个"一样东西"，也初步了解了它们的来龙去脉，那接下来就该进入核心问题了。想搞清楚这部分内容，你必须理解我所说的"关于生命、健康和财富的7个秘密"。理解了这7个关键问题之后，你就会开始明白你身上的问题是如何出现的，从哪儿来，包括什么，为什么难以治愈，最后，那个简单的机制就会开始清除你生活中不想要的东西了。

在此之前，我们必须非常严肃、真心地给你一个警告。

本书中的内容拥有能治愈你人生的强大力量。而我们称为"治疗密码"的机制可以帮你消除压力，让你的免疫系统重新工作，就如神最初造人时设计的一样。你将会亲眼目睹这个惊人的变化是如何发生的。

但是，疼痛总是有原因的，尤其是心灵上的原因。如果"治疗密码"只消除了你的疼痛，却没有消除你疼痛的最根本原因，那我们就反而帮了倒忙。

你看，世界上的每一个人，最需要深切治疗的不是身体上或精神上的问题，而是心灵上的，这种治疗包括修复与敬爱的上帝业已中断的关系。这件事情只有上帝能做到，这也是你和上帝之间的私事。

人们一次又一次地告诉我，"治疗密码"治好了他们的问题，而这些问题正是阻碍他们信奉上帝的原因。有人说："这就好像是移除了我自身问题所带来的干扰，让我终于可以听到上帝向我传达的信息，关于他如何存在的信息，这些信息终于不会因为我的心脏问题而被曲解了。"

本书的目的并不是告诉你该如何信仰上帝[1]，但我们的确无比希望并祈祷你能认识这位创造了人类的身体、能量，并让"治疗密码"发挥巨大作用的神。这正是最最重要的一项治疗。虽然"治疗密码"能起到一些作用，但它毕竟只是工具，还无法做到这一点。所以，尽管"治疗密码"的确是一件非常了不起的工具，但你最终需要握住的，还是那只持着工具的手。

---

1 我们自身就是上帝的信徒。实际上，从我（亚历克斯）发现"治疗密码"到确信它和我的个人信仰相契合，是经历了一番过程的。这在序言中也提到过。想知道更多关于我们信仰与信念的内容，参见结语《关于我们及我们的信仰》。——作者注

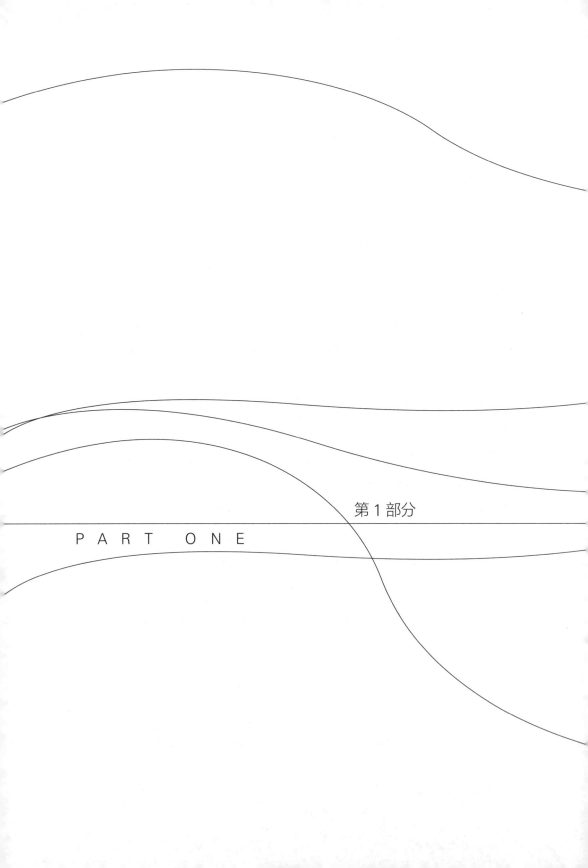

第 1 部分

PART ONE

关于生命、
健康和财富的
7个秘密

第一章

秘密 1
任何疾病都有其根源

在走进这扇奥秘之门前，让我们回头看看已经走过的路。先要告诉你，我们面前这扇门，早在数十年甚至几个世纪之前，就被一些顶尖的科学家们叩过了。所以，我们准备穿越的这扇门足以称得上是科学家们一直苦苦寻觅的众妙之门，门后的答案足以永久改变全世界对医疗领域的认识，甚至称其为一项颠覆性的改变都不为过！

像我（班·琼森）之前提到的，我所患的肌萎缩性侧索硬化症病在采用"治疗密码"之后，只用了不到3个月的时间就痊愈了。这套方法给我留下了极深的印象，此后我就开始全国巡讲，告诉人们什么是"治疗密码"及其工作原理。后来我还因此成为畅销影片《秘密》（The Secret）[1]中唯一受访的医学博士。我所演讲的内容之一就是"医疗的5个发展阶段"，因为它告诉了我们一些重要的背景信息，比如"历史上医疗曾达到何种发展水平"等，同时也可能解释为什么"治疗密码"直到如今才被人们发现。

---

1 由作家朗达·拜恩所著的同名畅销书改编的一部纪录片，提出了"吸引定律力"：世间万物皆由能量或者振动频率组成，相同的振动频率相互吸引，并引起共鸣。人类的意识也是如此，正面的思想会促成积极的结果，反之负面的能量则会吸引不好的结果。此前，大多数人并不知晓这个定律，它作为一个秘密沉默了许多年，而一些最伟大的科学家、思想家、企业家都因知晓并运用这个秘密而获得了成功。——译者注

治疗的5个发展阶段

我们将会谈到5个主要的发展阶段。第一个是祈祷。人类在了解及认知营养学或医学之前，所能做的也就只有祈祷而已。要说医学是在此基础上发展起来的话，似乎显得有点儿奇怪，但是咱们先看看人类自身。当人类遭受疾病困扰时，他们所能做的就是从神明那里寻求治疗。纵观历史，和医疗相关的名人、宗教活动及仪式不胜枚举。在希腊神话中，阿波罗拥有最原始的治疗能力，后来他又将这种能力遗传给了儿子阿斯克勒庇俄斯。阿斯克勒庇俄斯不但可以让人长生不死，甚至能使人起死回生。在秘鲁北部，至今仍然保留着由当地的女性巫医（curanderos）举行的治疗仪式。仪式中，巫医们会进行祈祷，摆放圣物，再以圣水为患者清洁身体，然后召唤圣灵前来帮助她们发现病痛的原因，最后净化和治愈病人。

如今，在许多文化、宗教领域及个人眼中，获得治疗的主要途径仍然是祈求上帝。随着时间的推移，一些人会认为祈祷的力量来自祈祷行为本身，但其他人依旧相信祈祷的力量是来自更高层的、超自然的存在。最近，许多科学研究都表明祈祷是会对治疗产生效果的。医学博士拉里·多塞写过好几本书，都是关于祈祷在治疗当中的作用的（如《治疗的言语——祈祷在医疗当中的作用》《思想的奇迹——浅析非局部意识和精神治疗》《重塑医疗——超越"头脑和身体"，前往医疗的新纪元》等等）。杜克大学曾进行过一个名为"咒语及真言研究"的项目（霍里根，1999），其中发现，祈祷对患有心绞痛的病人作用最明显。古往今来，人们祈祷是因为他们相信有神明的存在。还有一种理论认为，人们对治疗的信心也能带来疗效。科学也证实，信仰本身就有着非常强大的治疗力量。但医疗界往往对其不屑一顾甚至刻意贬损，认为它只是一种"心理安慰"。然而，它的效果千真万确，绝不该被忽视。

从生理学的角度更进一步来说，人们很快就发现，某些树叶、枝芽、根梢、树皮在医疗中十分有价值。所以，人类很早就开始使用草药了。尽管到了20世纪，在西方文明当中草药一度声名不佳、使用率锐减，但如今草药已再度强势回归。如果你开车驶过一条街，总会看到几家卖草药或保健品的店铺。最近，在我做全球巡回演讲的途中，无论走到哪儿都会听到人们在谈论维生素、矿物质或草本植物。这种复兴的势头显得尤其突出，是因为这个领域并不是一块未开垦的处女地，而且如今的学者专家们对草本植物及相关制品的认识和评价与前人几个世纪以来得出的观点重归一致。中国使用草药的历史非常久远，甚至可以追溯到最早有历史记录的时候。西方文明对中药的重视也与日俱增，他们将药用植物的某些部分进行浓缩提炼，最后催生出了一个庞大的维生素和保健品市场。如今，记载草药的神奇疗效的书籍已经浩如烟海，保健品商店里也堆满了名目繁多的草本产品，各有不同疗效。无论得了什么病，总有一款适合你。

然而，这种势头即将戛然而止。世界卫生组织已通过一部名为"食品法典"（CODEX）的标准，严格限制提炼达不到一定治疗效果的维生素、矿物质、氨基酸及精油的行为。要想购买获准生产的相关产品，必须持有医生的处方，售价也高得出奇。你也许会认为我所说的这些还远着呢，但实际上，所有世界卫生组织成员国都要受这一法典的约束，甚至拥有成熟宪法的美国也要受其制约，因为按规定，国际条约可以凌驾于宪法之上。2005年6月，食品法典委员会在罗马举行会议，通过了在医药行业强制执行的《食品维生素和矿物质补充准则》。这份准则现在已经在德国实施了，在那里你只有凭医生的处方才能买到一定剂量的维生素。但我估计，很多国家在规范医药行业时都会慢慢来，以免激起公众抗议，他们所采取的正是"温水煮青蛙"的策略。但从长远来看这很让人不安，尤其考虑到《食品法典》实施之后，购买那些更具危险性的药品，尤其是非处方药甚至都比买维生素容易得多。也许人们会奇怪，为什么政府会通过这样的法律，让人们购买维生素、矿物质和营养品的时候屡受限制，而买那些毒副作用更强的药品却能轻而易举呢？要知道，如果人们都不得病，医药行业可就没钱赚了。只有在人们日复一日年复一年地和疾病抗争时，医药行业才会发大财。说到这儿，我们就谈到了医疗领域的另一个方面——药品及化学品。我们为什么管它们叫化学品？答案非常简单，因为它们就是。绝大多数药品被发明出来的过程都是先找到一种有疗效的草药，然后将其分解，找到那些"起作用"的成分。到这一步还不算完，因为还无法申请专利。要记住，没有独创性就不会有盈利。所以，制药过程的下一步就是要将这些"起作用"的成分从天然的变为非天然的。于是，我们就有了"化学品"。也许你会觉得这也不算什么坏事，但要知道，按照"原始设计"，人类的机体是只能接受有机物质的。所以，现在我们的身体里就有了药品这种身体无法分解的物质。这就是"毒"。我们有一整条制毒造毒的产业链，而其实我们完全可以用更天然的、疗效更好的、身体更易吸收的天然有机物或草本植物中的某些天然成分。举例来说：史上销量最好的药物之一叫"安定"，它是从缬草根部提取的。缬草根是最好的天然镇定剂和抗焦虑剂之一。而且，历史上从来没有对缬草根上瘾的病例出现。然而，没有哪家公司能够对缬草根申请专利，因为它就是天然形成的。于是，为了生产出一种药效更强而且能申请专利的药品，人们就对缬草根进行了提炼合成，后果就是，如今世界各国都在急匆匆地开办能戒除安定药瘾的诊所。

接下来再说说手术。人类施行手术的历史已有数百年，但直到发明麻醉剂之前，所谓的"手术"都十分粗糙简陋。更重要的是，医生的表现如何，完全取决于患者能忍受多大的疼痛，还取决于手术时到底有几个人在按着患者。酒精偶尔会被拿来当麻醉剂使用。其实，手术的目的和价值就在于移除身体里一些已威胁到生命的东西。比如说，如果有人脚上长了坏疽要做手术，那医生通常会把他放倒，叫人把他按住，然后用锯子把他的腿锯掉，再用烫烙的方式来止血。不用说，手术技术经历了相当漫长艰苦的发展过程。不过如今，手术已不仅是在危及生命的情况下使用了，它还被用在了蓬勃发展的整容行业上，尽管有人认为这种做法过于草率。数据显示，相当一部分手术并没必要做，但对人类文明的发展来说，外科手术功不可没，因为它挽救了无数人的生命。

最后的领域

现在就进入你期待已久的金色大门。我们这个时代最伟大的科学家，比如阿尔伯特·爱因斯坦所预言的事如今都已被发现、证明，甚至进入了民用领域。还有许多科学家也提到了这件事，我们把这留在本书稍后第二个秘密中说。现在我先引述某位大师说过的一句话：

> 未来医学将建立在控制身体中能量的基础之上。
>
> ——威廉·提勒博士，斯坦福大学

没错，能量正是这最后的一个领域，是治疗的最终形式。在最近数年时间里，医学界已经涉足这个领域，说不情愿也好，说勉强也罢，但它最终还是来了，势不可当地来了。我们此前从不知道阳光也有治疗效果，但居里夫人对于镭和伦琴对于X光的发现，将我们领入了这个领域。这些发现还展示了能量巨大的破坏力。在接下来的章节中你将了解到更多关于"能量是什么"、"能量具有多么强大的破坏和治疗能力",等等。同时,你也会明白为什么它会成为健康和治疗的未来。

超越"症状优先"

如今,对几乎所有健康问题的诊断和治疗都是建立在"症状优先"的基础之上的。"症状优先"不仅应用于主流医学,也应用在其他健康护理中,历史长达数百年了。

"症状优先"的工作原理跟它听起来给人的感觉差不多。医生、理疗师或咨询师们将病人的所有发病症状都记录下来。一旦他们确定了症状的具体表现,就会开始查阅书本、记录或根据经验判断到底是什么疾病。一旦确定了是哪种疾病——这个过程叫"诊断",他们就开始进入治疗阶段。这个过程的核心问题就变成"在符合医疗准则的条件下,最好的治疗方法是什么",最后采取什么样的治疗方法,完全取决于医生的手段。主流医学的医师会采用手术、药物治疗,诸如此类。而理疗师则会使用草药、矿物质和维生素,不是来"治疗"疾病,而是为了提高人体的健康水平。咨询师和治疗师则喜欢逆向思维,他们会使用行为技巧,或只是耐心倾听。

所以,"症状优先"基本包括3个阶段:

1.症状出现。

2.针对症状,凭经验、教育或书籍来进行诊断。

3.以诊断为基础,进行干预、治疗。

事实上,这3个阶段中的每个阶段都包含无数种可能性。比如,健康问题就分为身体健康和精神健康,其他问题可以包括情感问题、职业问题、最佳表现(比如,在体育、业绩、演讲、销售等领域)等。以上每个问题,依据本身的特性及医生的治疗方法的不同，都有无数种可能性。换句话说，这个过程可能相当复杂，甚至颇有争议，不同的专家给出的诊断各有不同，所采用的干预措施和治疗方法更是千差万别。

如果你想知道这种事会让人有多无奈，就上网吧，在搜索引擎中随便输入一个健康问题——什么都行，这不重要。随便选一种疾病，精神疾病、头痛什么的。你可能会搜到许多有意思的信息，但同时也会找到大量不同意见，不只是关于致病原因的，更多是关于如何治疗的。看到这些，你可能会很沮丧，实在是有太多不同意见了！而且，如果专家们都意见不一，那我们这些非专家、这些患病的普通人又怎么能找到一个无须浪费大量时间金钱就能治病的法子呢？更严重点说，要是用了不当的疗法而因此丧命，怎么办？

再详细说说治病要花的时间和金钱成本。这么说吧，比如你上网搜索，找到了10种不同的治疗建议，然后你试了其中6种，直到最后那种才找到了最有效的方法。在这个过程中你可能浪费了大量的金钱和时间，它们都被花在前面那5个无效的方法上。

如果所有的问题都能找到一个病根，那岂不是一件很神奇的事吗？如果所有问题都有一个根源，那你就可以集中精力对付这个根源，然后一切问题就都迎刃而解了。这样做的几个好处显而易见：你不会浪费这么多时间和金钱，因为你只需要针对一件事就行了！如果所有问题都有一个根源，那你遇到的问题根源必定也是它，所以你就可以非常自信地面对它，因为只要你解决了这个根源，一切都不再是问题了。你甚至可以直接说："解决好这个根源，将是我解决自身问题的最佳途径。"

你可以放宽心，因为你知道你做了最正确的事——你找到了那个根源。你可以放宽心，因为你肯定能省下一大笔钱。你可以放宽心，因为你节省了宝贵的时间和精力，直接找到了根源所在。

最后一个原因，可能也是最重要的原因，就是如果所有问题都有一个根源，而且你有10个问题，那你就可以一次性全部解决了，因为它们的根源是同一个啊。如果你治好了那个根源，你就相当于解决了10个困扰你生活的障碍，10个妨碍你拥有完美关系的障碍，10个让你难以获得梦寐以求的平安、财富、成功的障碍。你可以一次性将它们全都解决掉，而不是按照以往的方式一个一个处理，每一个都得苦心搜寻治疗方案。

所以说，如果所有健康问题都有同一个根源，那真是有百利而无一害的事。

那么，准备好庆祝吧！因为绝大部分医疗领域的人都已经承认一个事实，那就是几乎所有健康问题确实都只有一个根源。那就是我们的第一个"秘密"！

秘密之一：疾患和病痛的共同根源

我们回过头来，再看看我举的那个在互联网上搜索健康问题的例子。还记得我们之前的无奈吗，因为连专家都在治疗方面难以统一意见。不过，有一件事几乎每个人都会同意，那就是几乎所有的健康问题都来源于同一个东西——压力！事实上，在过去的10到15年间，这个事实已经被广泛接受，甚至连美国联邦政府都已经公开支持这个结论。

正如我们之前提到的那样，亚特兰大疾控中心的数据显示，90%的健康问题都与压力有关。然而，布鲁斯·利普顿博士1998年在斯坦福大学医学院所得出的研究结果却与疾控中心的结论不一致。他的研究结果显示，95%以上的疾病都与压力有关。

主流媒体也时常会有这方面的报道。《纽约时报》在线健康指南上的报道就指出："任何让你感觉到受挫、愤怒、焦虑的状态或想法都会产生压力，而且人与人之间感受到的压力各有不同。"

回溯到2004年9月，当期《新闻周刊》（*Newsweek*）的封面文章是《头脑与身体的新科学》。文章讲的是"宽容和健康"、"压力与不育"、"心脏病新解"等等。我们稍后再回来说说"宽容与健康"这个话题。

另一本很著名的新闻杂志《时代周刊》（*Time*）在某一期的封面文章中，将高血压称为失控的"无声杀手"。文中一遍又一遍地提到，压力是高血压的一大成因。

我手头有成堆的研究材料证明压力就是疾病之源。其中2004年5月30日那期的《今日美国》（*USA Today*）中，有一篇文章叫"管理压力，管理疾病"，文中引用资料的来源包括哈佛大学、亚利桑那州立大学、北卡罗来纳大学、美国国家心肺血液研究所、密歇根科技大学、美国医学联合会、杜兰大学、印第安纳大学癌症研究中心和美国卫生与公共服务部等。其他研究则是来自梅奥诊所、范德堡大学、耶鲁压力研究中心、哈佛医学院、疾控中心、安德森癌症中心、美国国家科学院、波士顿大学——名单还在不断更新，每周都有新的相关研究发表。

所以，这意味着什么呢？意味着从最新的研究来看，我们应当首先问自己的问题就是："导致这个问题出现的压力是什么，我们该如何解决它？"

在回答此问题之前，我们需要回答另一个问题：体内的压力究竟是什么呢？

关于压力的生理学

压力究竟是什么呢？是邮箱里寄来的账单吗？是和邻居吵架吗？工作上不顺利？担心自身的健康状况？随便什么。是的，这些都会让人感受到压力。但是，这种具体的压力和能致病的生理压力之间却有着非常显著的区别。

生理压力，简单说，就是我们的神经系统失衡了。我们可以将中枢神经系统比做一辆车。如果你踩住油门不放，最后可能会撞坏某种东西。与此类似，如果你一直踩刹车，最后也会弄坏某样东西。这辆车的设计理念就是要让油门和刹车适度地、协调地工作。中枢神经系统也是这样。系统分两部分，就像油门和刹车一样。其中，交感神经系统就是油门（让身体活跃），副交感神经系统就是刹车（让身体放慢）。目前主流医学界测量生理压力的技术叫心率变异性测试，可以测量到系统内平衡与否。这个我们稍后会更详细地说到。

自主神经系统（ANS）占了系统中相当大的一部分，"自主"的意思等同于"自动"，因为无须我们用脑去想，它会自动运行。事实上，身体中有99.99%的事情是由自主神经系统在掌管的。每秒钟都会有上万亿个信息单位流向大脑，而我们能意识到的只是其中的一万个。

举例说，你不会去想着午餐吃下的食物要在小肠中消化，你不会去想着把它移到大肠中去排泄掉。你不会去想着加些淀粉酶去分解淀粉，或者加些脂肪酶来分解脂肪。你不会想着要增加胰岛素来应对体内过量的糖分。如果菜中盐放多了，你不会想着让肾脏去处理因此产生的过量的钠。你不会想着让肝去分解蔬菜上残留的农药，或者让你的免疫系统去杀死食物中的细菌。例子还可以接着举，但你应该明白我的意思了。你身体中发生的几乎所有事情，包括毛发生长等都是自动进行的，完全不用你去想。这难道不神奇吗？如果什么都要你去想，那一天24小时加在一起都不够用！

平衡与否是关键

自主神经系统分两部分，再说一次，平衡与否非常关键。其中，副交感神经系统主管的就是生长、治疗、保养。我们刚才提到的大部分身体自动进行的事情，都是由它来指挥的。

然后就是交感神经系统。用到它的情况要少得多，但它在健康与患病方面的作用却相当重要。交感神经系统被我们称为"战斗或逃跑"系统。它就是警报，起到在关键时刻救命的作用。就像我们在高速公路上开车一样，大多数时候你踩油门，但是关键时刻还是靠刹车来保命。

当我们进入"战斗或逃跑"状态时，会有许多变化产生。血液流动会彻底改变，血液不会流到胃中供其消化食物，不会流到大脑的额叶中供其创造性地思考，更不会流到肾脏和肝脏中去。大量的血液会流向肌肉，因为你的身体认为，接下来的事要么就是奋力战斗，要么就是快速逃跑，没有什么比这更重要了。所以你此时不需要消化肠道中的食物，不需要用肝脏来分解毒素，不需要去平衡肾脏中的电解质，不需要创造性地思考，因为如果接下来的几分钟你无法存活下来，那以上这些都没意义了。所有的这些变化，都是自动进行的。

重要的细胞层级压力

尽管这种变化的初衷是为了让你保命，但是如果压力持续不断，那么就会对你的身体器官造成损伤，尤其会直接影响到免疫系统。这是对器官层级来说的。接下来简单说说，对细胞层级来说又会发生什么。我有个很好的朋友，她是营养学和自然疗法学家，还拿到了这方面的博士学位，却一直无法理解为什么有时就算给了人们合适的营养补剂、维生素和矿物质，他们的病还是无法痊愈或好转。别误会，她给病人的营养品一点儿都没错，她是个非常好的医生，但她却没完全理解压力在细胞层级所能造成的影响。

在海军中，当一艘船受到攻击时，所有的维护、修理、日常活动全部停止。甚至那些正在睡觉或吃东西的船员都必须立即"进入战斗状态"。所以，当我们体内的警报（交感神经系统）拉响时，我们的细胞也停止了正常的生长、治疗和维护。为什么呢？因为警报只有在紧急状况时才应拉响，然后体内活动会停止几分钟，让我们为保命而逃跑或战斗。实际上此时细胞都已关闭，就像船只在受到攻击时封舱一样，不许进也不许出。在战争期间，你绝对看不到会有补给舰开到战斗舰旁边输送食物或卸载垃圾。同样，在压力下，我们的细胞也不会接收任何营养、氧气、矿物质、必要脂肪酸等，而且也不会排出废物和毒素。除了使自己存活的必要活动，其他一切活动都停止了。这就导致细胞内部的环境充满了毒素而且不允许自身生长和修复。事实上，布鲁斯·利普顿博士说这正是我们会有遗传病的原因。另一方面，在斯坦福大学进行的同一实验也发现，如果细胞处于开放、允许生长和修复的状态，那它就能抵御疾病的侵袭。让我再说一次，因为这是我这么长时间以来从医学领域听到的最最重大的一个发现。"处于生长和修复状态的细胞不会生病"——这简直太重要了！

正如你所看到的，战斗或逃跑对于在危急时刻挽救我们的生命非常有用，但也不应长时间保持这种状态。可问题就在于，人们保持战斗或逃跑状态的时间过长了。这样的话，就难免会产生一个结果，那就是最终会有东西坏掉，外在显示就是症状。症状多了就会累积成疾病。疾病的产生，正是链条上的薄弱环节断掉之后产生的直接反应，而导致断裂的外力，我们就称之为压力。

你的桶有多满?

多丽斯·拉普(Doris Rapp)博士被普遍认为是世界顶级的过敏症治疗专家。她著作颇丰,尤其是在过敏症和儿童疾病的治疗方面。拉普博士创造了一种理论,叫作"压力桶理论"。在这个理论中,我们每个人体内都有一个桶,桶的容量是我们所能承载的最大压力,超过这个容量就会出问题。只要这个桶没满,我们就能承受更多生活中或身体上的压力,很好地处理它,以免给我们带来负面影响。一旦桶满溢,最脆弱的那一环就会断掉。

当警报拉响时,大脑会向免疫系统直接发送信息,路径是通过与神经末梢直接相连的细胞,它们被称为树突状细胞。当我在医学院读书时,老师告诉我们这些是免疫细胞。它们的确是。可神经学家也声称它们是神经细胞,因为它们也能发出神经传递信号,和那些神经细胞所使用的信号一样。以上两种说法都正确,所以,现在它们被称作"神经免疫细胞"。它们既是神经系统的一部分,又直接连接到免疫系统。大脑通过它们传递的信息是"关闭"和"停止"。

免疫系统暂停后

为什么大脑会给免疫系统发送这样的一条信息呢?好好想想。交感神经系统存在的目的到底是什么?主要是为了挽救我们的生命。而免疫系统呢?目的是什么?是抵御细菌、病毒、真菌,修复受损部分,消灭异常细胞(比如癌细胞)。在接下来的5分钟时间里,以上这些功能一定要起作用吗?当然不用。何况,免疫系统的运转会消耗大量的能量。记住,我们需要所有能量和体力在接下来的几分钟里都为同一个目的服务——保命!所以,在这几分

025

钟里，凡是不必要的活动和功能全都被停止了。

如果说5分钟内我们的免疫系统不再杀死细菌和病毒，这并没什么大不了。如果5分钟里肠胃停止工作不再消化食物，这也没什么。可问题是，现在我们可能正处于一个连续的"战斗或逃跑"状态中。我们在全世界范围内进行过心率变异性测试后，就发现了一个十分令人关注的现象。当进行测试时，我们会问每个人同一个问题："你今天觉得有压力吗？"有50%的人会说"有"，而另50%会说"没有"。但就在这些说"没有"的人中，却有超过90%的人心率变异性测试显示他们有生理压力——就是那种能致病的生理压力。

有一天，我看到一辆车后面贴着一张车贴，上面写着："你用的每件东西，都是卡车运来的。"现在，我很讨厌卡车。这些高速公路上跑着的大家伙实在很吓人。最起码，看着它们我很容易进入"战斗或逃跑"状态。我就想，那些货物怎么不用火车来拉呢？不过，我必须承认我家里的每一样东西的确都是卡车运来的——甚至包括这个家本身！其实我是在工厂里一点儿一点儿把它建起来，再用卡车运到工地上的。同样，如果你碰到某个健康问题，那它基本都是来源于生理压力——所有的都是！

最近我们接到一位男士打来的电话，他参加过我们的一次宣讲会。他告诉我们，自从在宣讲会上听到这个信息之后，他回到家就在网上搜索有关压力的信息。他找到了6 700多万个相关网页。如果你仔细浏览一下这些网页，最后得到的信息很可能是——如果你有了健康问题，那它就是来自压力。这是真的。每次你得了感冒流鼻涕，每次你某个部位莫名疼痛，当医生告诉你患了癌症，等等，简而言之，在健康方面无论你身上发生了什么不好的事情，你都应该问问自己："是什么压力导致这种病的？我又该怎么消除它？"

所以，为什么我们没问这个问题呢？因为直到现在，我们仍然没有一个持久可靠有效的方法来应对压力。也许有些方法对一些人一些问题有效，但却不适用于其他人和其他问题。原因就在于，这块"拼图"总是缺了一块。这一块，就是我们所说的秘密3，我们稍后就会讲到。

你的压力控制中心

压力是由中枢神经系统控制的。具体来说，生理压力是通过下丘脑——垂体——肾上腺轴（H-P-A）产生的。下丘脑和垂体一度被认为是主腺。事实上，垂体是一个直通血液的释放口，让分泌出的激素直接进入血液中。下丘脑则相当于大脑的中央处理器，它与号称"大脑情感中心"的边缘系统有着全方位的连接。实际上，它和大脑的每个部分都有神经相连，并通过垂体分泌及释放激素，以此和身体的其余部分相连。下面这张表简短地列出了下丘脑的部分功能：

1. 动脉血压
2. 体温
3. 通过口渴及肾脏功能来控制体内水分
4. 子宫收缩
5. 乳汁分泌
6. 情感驱使
7. 生长激素
8. 肾上腺
9. 甲状腺激素
10. 性器官功能

从生理层面来讲，压力的影响会体现到以上这些器官的变化上，尤其是肾上腺素、皮质醇、葡萄糖、胰岛素和生长激素的分泌。

我们如何测量体内压力的大小呢？我们可以单个测量以上这些功能的压力水平。但是，心率变异性测试却成为测量生理压力的标准。这个测试极具价值，因为它反映了自主神经系统的平衡度。在医学界，最好的测试都是那种操作简单、可信度高、易被复制、结论准确的，而心率变异性测试正是一个绝佳范例。从实验设计上来讲，它很简单，因为它测量的是心率的增加和减弱（也就是变异性）与呼吸形式的关系；它又很可靠，因为它是一个"黄金标准"测试。它是我们目前所掌握的测量自主神经系统的最佳医学测试。

自主神经系统的平衡等同于生长和治疗，这两样加在一起就等于健康。系统失衡或存在压力的话就会导致疾病和亚健康。而有了"治疗密码"，我们就能够改变这种失衡，并对其进行科学测量，效果非常持久。我们所购买的商用心率变异性测试系统非常昂贵，但如今你可以买到便宜得多的心率变异性测量仪器，花费不到1 000美元，在你家的电脑上就能操作。你可以用它来证明"治疗密码"的效果。

症状：最薄弱的那一环断了

身体是如何表现出压力的呢？就通过我们所说的疾病或症状。那么，既然病因只有一个，为什么症状或疾病会有这么多种呢？答案很简单，就是我们破坏了最薄弱的环节。可能是因为体质不好，或是我们吃了有毒的东西，或是身体受伤。

咱们一步一步来解释。比如你发现自己患上了一种病——反酸。此时，你处于压力之中，压力减小了食道下方肌肉的紧张度，因为保持这种紧张度需要耗费血液与能量，而我们需要用这部分能量来"战斗或逃跑"。所以，现在胃中的酸水回流到了食道中，损伤了食道内壁。这些细胞被反复破坏，导致疼痛，甚至最终发展成溃疡或癌症。但之所以会这样，正因为它们不处于生长、治疗及修复的模式中，或者说它们不再能保护自身不受酸类的腐蚀。所以你表现出来的疾病就是反酸。

对此，一般的医疗手段就是喂你吃一颗紫色的药片，它对于减少胃酸的产生的确非常有效，但问题在于你还需要胃酸来消化食物。胃酸还有一个功能就是杀死我们咽下的食物中携带的细菌。所以在掩盖症状的过程中，我们反而带出了两个新问题。一个是让负责杀菌的免疫系统负担更重；另一个是食物在胃中停留的时间更久，直到胃分泌出足够的酸液来消化它们，但这就让食道接触到胃酸的时间更长了。这些加在一起形成了一个恶性循环。所以，我们是要掩盖症状，还是要从根源上治疗呢？

显然，我们肯定更愿意从根源上治疗。而且现在我们已经明白，根源就是压力。

"治疗密码"能对压力做什么呢？

正如之前所说，心率变异性测试是现今测量自主神经系统中生理压力的最佳医学手段。它已在主流医学界广泛使用了30年，和CT扫描（计算机层析成像）及MRI（磁共振成像）同属一个类别。而且，它几乎完全不带有"安慰作用"，连1%的概率都没有，也就是说，它的测试结果绝对不是"脑中幻觉或心理作用"。

当我第一次发现"治疗密码"时，我寻求各种方法来对其进行测试。首先对我来说，我要确保它的效果的确"货真价实"。之前我就对心率变异性测试很熟悉了，实际上，我已经用它来测试过其他疗法，比如经脉平衡和针灸穴位——这被称为经络疗法。治疗的手段包括对穴位进行推拿按摩、疏通经脉等，不少人发现这些疗法确实管用，但我们的经验是做完治疗一两个小时之后，患者又会重新回到"失衡"（暗示有压力存在）的状态。

实际上，真实的测试结果如下。从1998年到2001年，我针对经络按摩和针灸疗法做了4次不同的心率变异性测试。根据测试结果，一个疗程之后（根据实验组人数来定），10人中，有5~9人依旧处于平衡状态。但是，24小时过后，保持平衡状态（就是正常状态或是没有生理压力）的人数竟然飞速下降，10人中只有2人了。

作为比较，我们让患者先进行心率变异性测试，之后做"治疗密码"，然后再做测试，一个疗程之后（比如，20分钟或更短）10人中有8~9人处于平衡状态。而24小时之后，10人中仍有7~8人保持着平衡状态。

1998年，在《停止创伤带来的噩梦》一书中，罗杰·卡拉汉博士回顾了过去30年使用心率变异性测试的历史，并表示记载中只有两种疗法能够持久地让自主神经系统从失衡状态回归平衡。但两种疗法都需要花费至少6周的时间才能达到这一效果。一种是在人身上实验，一种是在犬类身上。显而易见，自主神经系统对快速变化十分抗拒，这也是为什么改变新陈代谢或减轻体重是非常困难的事。

可以形成鲜明对比的是，测试发现，使用了"治疗密码"的人从失衡状态回归平衡所花的时间只有20分钟甚至更少。这就意味着在不到20分钟的时间里，人们的免疫系统就从非正常工作状态中恢复过来，又可以正常运转，发挥自身的治疗功效了。

最让我（班·琼森）惊讶的事情之一是——其他医生、心率变异性测试仪器生产厂家和专家也会证实这一点——我们的结果在整个医疗史上是绝无仅有的，也一直被很多医生认为是不可能的事情，直到我们一次又一次地验证了它的效果。

尽管这些心率变异性测试结果并非正式的、临床的、进行了严格控制和双盲实验的研究，但它仍然为那些思想开放的人们提供了一些确凿的证据，来证明"治疗密码"的确可以用一种前所未有的方式将体内的压力移除，而且效果也像人们期待的那般持久。事实上，卡拉汉博士也说："大体上，双盲实验只是当没人知道这个方法有没有效时，证明它有效而已。"如果已经能很明显地看出这个方法有效而且无害，那对双盲实验的需要程度也会大大减低。

卡拉汉博士还说，如果是心率变异性测试的话，那双盲实验或控制研究就更没必要了，因为心率变异性测试中安慰作用（完全是幻觉或心理作用）的概率连1%都不到。我们做双盲实验或控制研究的主要目的也是这个——排除安慰作用。许多专家也同意，如果运用心率变异性测试，那就说明你基本排除了安慰作用。

另一项证据就是我们患者的亲身经历，结果也是持久可靠的。

下面这件事发生在我们举行的一次会议上，是由会议主持讲述的：

> 我们最近在墨西哥伊斯塔帕举办了PQI（劲永国际）国际会议。在会上，亚历克斯·洛伊德博士和班·琼森博士是主讲，数百位与会者来自世界各地。在3天的会期中，洛伊德博士与其中142位互动，他们都声称自己正被身体上或非身体上的问题所困扰。洛伊德博士给了每个人适合的"治疗密码"来帮助他们消除身体细胞对此问题的"记忆"。142个人都报告说，在几分钟的时间里相关的"记忆"就消失无踪——成功率百分之百！这3天人们在接受治疗密码的小房间外排长队等候，有欢乐的笑声，也有喜极而泣的泪水。还有人报告说，在自行做了一次"治疗密码"后，身体竟然也出现了神奇的好转。"奇迹"成了最常听到的词。

一位来自加拿大蒙特利尔的女士在接受"治疗密码"之前甚至放言："如果相关的'记忆'真的消除了，我愿意在家里每个房间里都贴上洛伊德博士的海报。"结果她事后也连称"奇迹"。像这样的故事不断发生之后，一种说法就在会议上传开了，说"治疗密码"小屋会给你改变一生的神奇经历。在屋外排队等候治疗的一度超过了100人。洛伊德博士和琼森博士在会上共发言5次，有几次我们不得不限制听众的人数，因为关于"治疗密码"的神奇疗效早已传开了。

——艾伦·史都本豪斯博士，PQI董事会成员

这就是为什么我们可以自信地说，"治疗密码"针对的就是各类疾病的根源。

症状有许多，根源只有一个

最近我们收到一位男士发来的感谢信。不久前，他给别人买了一套"治疗密码"教程。回到家拿出手册翻了一遍，就决定给朋友之前自己先试试，看能不能解决自身的问题。他的皮肤上有大量的斑疮，额头有一处，后背有几处，在头顶上还有一块。事实上，他已经和私人医生谈过，想将它们都切除然后做整形手术。不过现在他开始做"治疗密码"疗法了。在很短的时间里，也就是几个星期的样子，那些斑疮就开始自行脱落，直到最后，当他打来电话时，斑疮几乎都没了，除了头顶那一处还藏在发际线里。当时，他身上90%的斑疮都消失了，他说自己坚信剩下的那块也会很快消失的。

那么，世界上怎么会有这种事？像多处斑疮这种纯"身体上"的疾病，竟然几周内就治愈了。这是因为，这个问题的根源正是压力，而"治疗密码"可以消除压力。一旦压力没了，你自身的免疫和治疗系统就能治好身上的所

有问题了。通常，当想到尝试用"治疗密码"时，人们会认为它是治疗心理问题的。但其实，压力是所有问题的根源，无论是心理上还是身体上。

请记住：我们所说的所有这些身体上和非身体上的问题——疾病、心理问题、情感问题、头痛、疲劳——"治疗密码"并不是在治疗它们。绝不是、从没有，也永不会治疗它们。"治疗密码"针对的仅仅是"内心"的问题，为的是减小和消除体内的生理压力。

这就是秘密1：体内的疾病之源就是生理压力，而"治疗密码"可以消除体内的这种压力，这是前所未有的突破。

"治疗密码"的使用者们怎么说（心率变异性测试结果）

亚历克斯·洛伊德博士和班·琼森博士是我们去年的年度学者聚会的主讲人。他们教给每个人"治疗密码"，并在之前和之后分别进行心率变异性测试，以此显示疗效。之后他们还教了"治疗密码"的高级训练方法。与会的50个人中，只有两个人在进行"治疗密码"一个疗程之后心率变异性测试显示不平衡。同一群人中有6人在24小时之后重测，仍旧处于平衡状态，而他们其间再没接受过任何治疗。我并不认为这里面有任何巧合的成分，因为在会议结束时，当被问到"在过去的这个周末，是否通过做'治疗密码'获得了任何身体或非身体上的治疗"时，50个人全都举起了手。这里面有常见病患者，也有十分健康的人，更多人的身体状况介于二者之间。所以"治疗密码"对所有人都有效。

——比尔·麦格雷恩，麦格雷恩研究所

我参加了一次你们的神奇疗程。我的心率变异性测试结果太低，你们都为我担心。之后我就做了"治疗密码"。我的抑郁症开始好转，现在我感觉特别好，都忘了接着做啦。天哪！

——玛丽莲

2003年，我参加了在堪萨斯城举办的一场培训。有一次，需要有志愿者站到台前，当着全班同学的面，一边接受心率变异性测试，一边想着一件能让情绪紧张的事情。我举手参加，因为我发现早在几周前我做的一个商业决定让我一直处于"战斗或逃跑"状态，而且越来越严重。我在经济方面感受到了非常沉重的压力，总想着走到信箱前能取出厚厚一沓钞票作为启动资金，这画面让我感觉到一阵阵恐慌。

最让我烦恼的部分在于，在做出这个决定之前我已经足够努力，心态良好，还初步建立了客户群。我没什么可后悔的。我知道胸中的郁结和严重恐惧并不是因为任何具体的事。

当走到教室前面时，我坐到了一把椅子上。我看不到身后的大屏幕，但教室里的人却能直接看到我的心率变异性测试结果。洛伊德博士让我闭上眼睛放松，然后他开始在我身上施展"治疗密码"，治疗那些与我心事相关的画面。当时我对周围发生什么和屏幕上显示什么已经不太在意。我发现自己正在把注意力放在身体对焦虑的反应上，也在想"治疗密码"是不是能对我起作用。我一直看到我怀着一丝恐惧走到信箱前的画面，我努力想把它清扫出脑海，这样我就能放松，但这种无法逃脱的乏力感非常顽固。

随后，神奇的事情发生了。我不知道过了多久，但我突然意识到我胸中的郁闷已经消失。我发现思维已经转向那些我曾经付出努力获得成功的经历。一种自信的感觉油然而生。当我意识到我一直在一步一个脚印地走向成功时，我突然确信我只需要去做，按照之前的计划去做就行。一种平静的感觉漫过全身，我之前感受到的那种恐惧感显得有些好笑，因为我意识到这种恐惧毫无来由。两天后，我仍然觉得非常平衡，甚至打算去信箱看看，而心率变异性测试也证实了我的感觉，我的确依然处于平衡状态。

——特里，纳什维尔，田纳西州

第二章

秘密2
压力是由体内的能量问题导致的

1905年，一个头发乱蓬蓬的名叫爱因斯坦的男人在一块小黑板上草草写下了一个公式：$E=mc^2$，从此改变了整个世界。想知道为什么，你必须要理解$E=mc^2$意味着什么。公式的一边是E，代表能量（energy）。另一边是其余的一切。实际上，这正是$E=mc^2$的含义：所有东西都可以看成是能量，所有东西分解之后也都可归为能量。

我们所有的健康问题都源于一种有害的能量频率。怎么解释好呢，我想要你用一点儿想象力。比方说，不知怎么我就知道10天内我的肝脏里会长出一个肿瘤，别问我怎么知道的，就假装我知道，好吗？如果我们做一个小实验，我去纳什维尔的范德堡医院，然后在接下来的10天里每天都做一次MRI，你觉得怎么样？最后会发生什么呢？第一天，医生也许会拿着MRI的结果说"没毛病"；第二天，"没问题"；第三天，"我们干吗总做这个？"；第四天、第六天、第八天，"这么做毫无意义啊！"第十天，"啊，洛伊德博士，我们在你肝脏里发现了一些非正常细胞，我们应该做一次活组织检查来查查看。"

问题是：这些非正常细胞都是从哪儿来的呢？我们每天都用MRI对身体

进行检查。所以答案就是这些非正常细胞肯定来自非身体的地方。事实上，所有问题最初的源头都不是身体上的。

1905年之前，科学遵循的是牛顿物理学，认为原子是坚硬的、固体状的。这些年来我们早已知道这是不对的。如果你通过电子显微镜观察原子，随着你靠得越来越近，最终你会奇怪地问："哎，哪儿去了？怎么回事？"因为你的焦距离得越近，原子消失得越快，最终你就直接穿过去了。我想表达什么意思呢？原子根本不是固体，而是由能量组成。世间万物都是如此。

所有物体都是能量，而能量有三个普遍因素：

1. 频率

2. 波长

3. 色谱

所以，无论是一张桌子、一根香蕉，还是你的胆囊，或是初中化学元素表中的任何一个元素，都是能量。到底是哪种类型的能量，则由频率决定。自从这条定律被爱因斯坦从数学层面证实（而且最近刚刚被科学家利用哈勃望远镜所做的相关研究再一次验证），整个世界都变了。你能想到的每一个行业都在向电子化和能量化靠拢。汽车行业、传媒行业、电视、广播……不胜枚举。而在此方面最落后的当属医药行业了，尤其是西医。这个行业还在沿用着牛顿物理学1905年以前的老框框，忽略了一个事实，那就是这种理论由于自身的局限性，已经无法描述如今世界的真正样子了。

当我第一次发现"治疗密码"时，一个让我确信这个系统合理性的理由是我此前在图书馆做过的一项研究，这个研究是关于当代的杰出人物是怎么谈健康问题的。结果让我十分震惊，即使我曾花了6年时间做过两个医学研究项目，也从未见过这样惊人的巧合。

我的发现是，一些当代最为出色的科学家和思想家——诺贝尔奖获得者、各领域的博士学位获得者、医生、作家、发明家——当谈到健康问题时都说过，所有健康和疾病问题，都可以归结为身体内的能量问题。他们还说，终有一天我们会找到一种方法来修复每个健康问题背后的能量问题。等那天到来时，整个健康领域将彻底改变。

以下是一些相关的例子：

"一切皆能量。"——阿尔伯特·爱因斯坦

"所有生物都有能量场。"——谢苗·D·克里安，苏联

"能量场乃一切之源。"——哈罗德·玻尔教授，博士，耶鲁大学

"身体化学由量子细胞场管控。"——默里·戈尔曼教授，诺贝尔奖得主（1969），斯坦福大学

"通过评估能量场，就能诊断和预防疾病。"——乔治·克赖尔，医学博士，克利夫兰诊所创始人

"治疗病人时如果脑中没有能量的概念，无异于治疗死物。"——阿尔伯特·圣捷尔吉，医学博士，诺贝尔奖得主（1937），匈牙利

所以，如果你想从根本上治疗健康问题，就得首先处理能量问题，修复细胞中被破坏的频率。通常，这种细胞能被MRI检测出来，而且会被医生诊断为潜在癌细胞或其他疾病。

能量：理解世界的量子级跨越

过去，几乎所有的能量现象都被视为神迹或一些调皮捣蛋的灵体所为。直到启蒙时代和文艺复兴时期，我们才开始更全面、更准确地了解到底是怎

么回事，而且形成了能够解释这种现象的理论。哥白尼、开普勒和伽利略等科学家挑战了传统的天文学和天体运行观念，并提出新的见解，尤其是认为行星（包括地球）是在围绕着太阳运转的，这颠覆了之前认为所有星体都是围绕地球运行的理论。牛顿继续推动这股科学启蒙潮，提出了著名的万有引力理论。按照广为流传的故事版本，这理论是他被苹果砸中脑袋后想出来的。他同时还提出微积分和运动三大定律。这些理论对于当时人类的认知水平来说已经非常了不起了，但我们知道，仍然有许多事情无法用它们来解释。

当阿尔伯特·爱因斯坦——这个史上最杰出的科学巨匠之一——提出了$E=mc^2$，将整个科学界都带入了一个全新的范式之中——这个理论更适合来解释宇宙中所发生的一切。有了它，科学实现了向量子级别的跨越。如今我们像个孩子般在学习如何使用能量，就像科幻小说或英雄漫画书中所描绘的那样。我记得警探迪克·特雷西[1]和他的拍档可以通过他手腕上那只双向可视无线电腕表交谈——我们如今也能把手机做到这么小了，你可以直接戴在手腕上。而且如今人类也登上了月球——多神气！这么科幻的事我们也做到了。我丝毫不怀疑未来某一天我们也会有电影《星球大战》里的医生使用的那种多功能扫描仪，甚至能使用能量场，实现人体的无线传送。

关于量子物理学

这一切是怎么发生的？通过量子物理学。量子物理学很难解释，但我还是要给你举一些例子，这都是从美国国防部做的实验中得来的。

---

1 美国大萧条初期，黑社会势力猖獗，当时以芝加哥教父阿尔·卡彭为首的黑社会势力被摧毁后，人心大快，连环漫画家切斯特·古尔德由此获得启发创作出美国警匪题材的报刊连环漫画开山作《警探特雷西》，讲述了疾恶如仇的警探迪克·特雷西身先士卒深入犯罪现场打击黑帮凶恶势力的故事。漫画一经推出便取得了巨大的成功，连载至今72年，成为美国家喻户晓的作品。据此改编的同名电影1990年上映，也广受好评。——译者注

1998年，研究人员从一名实验对象的上腭刮下一些细胞组织，并将其放入试管中，再把试管与测谎仪相连接。然后，他们把实验对象和测谎仪也连接上，但却安置在楼内的其他位置。研究人员给实验对象观看不同类型的电视节目，有安静舒缓的，还有暴力刺激的。他们发现，实验对象的细胞竟然和其本人在同一时间有同样的反应。当实验对象观看安静舒缓的节目时，他本人和他细胞样本的生理反应都是平静的；而当切换到暴力刺激的内容时，二者也同时出现了生理波动！此后，研究人员又把实验对象和他的细胞样本分离得越来越远，直到最后相隔50英里，而且此时这些细胞样本从实验对象的嘴里取出已有5天了，但他们仍然会在同一时间产生同样的反应。

另一个实验也有非常相似的效果，但这次实验对象是人与人之间而不是人与自己的细胞之间了，这个实验叫"爱因斯坦-波多尔斯基-罗森实验"。在这个标志性的研究中，研究人员找来两个对彼此全然陌生的人，给他们几分钟简单认识一下，然后就将他们分开50英尺远，两个人都装在法拉第笼（电磁笼）中。法拉第笼的功能就是阻止无线电频率和其他信号进出笼体。比如说，你将一台调频发射器放在法拉第笼里，相隔50英尺的距离，你打开收音机却无法收到这个频率，因为法拉第笼可以有效阻隔这些频率。简而言之，法拉第笼可以阻隔普通的能量，却允许量子能量流通过。

在将两名实验对象装入法拉第笼之后，研究人员给两个人都连上了脑电图测试仪（EEG），这样就可以监测他们的精神活动。研究人员先在一个实验对象眼前用手电筒晃闪，对另一个什么都不做。人眼被光线照射时，会产生可测量的脑部精神活动，同时瞳孔也会明显收缩。就在他们这么做时，两个实验对象同时产生了脑电图活动和瞳孔收缩。研究人员又换了不同的实验对象，并让他们离得越来越远，但每次结果都是一样。

超自然现象还是量子物理？

以上那个研究得出的结论就是，人与人之间即使彼此相识甚浅，也是可以在无意识状态下持续性地相互传输信息的。这个发现第一次解释了数百个真实发生过的事情，数十年来一直被人们认为是超自然现象的事情。举个例子：一位母亲正在纽约和朋友吃午饭，12点15分时她突然从沙拉盘中抬起头来，一脸惊恐的表情。她对朋友说："不好了，简出事了……我得赶紧给她打电话。"她立即离开餐桌，给加利福尼亚那边打电话寻找女儿简。后来她发现，12点15分时简刚好遭遇车祸，虽然受到了惊吓，但并无大碍。

我自己也刚好知道一件类似的事，那时我还小，有个最好的朋友叫约翰。他的父母玛琳娜和乔治去一个半小时车程外的费尔菲尔德林地办事，将年幼的约翰独自留在家中，给姐姐蒂娜看管。半路上，约翰的妈妈突然对她丈夫说："我们得赶紧回家，约翰有麻烦了。"不一会儿到家之后，他们发现约翰的头正卡在楼梯栏杆之间，而他姐姐正戴着耳麦听音乐，完全没听到约翰撕心裂肺的哭喊。最后约翰没事，只是受到惊吓。

那么，玛琳娜是怎么知道约翰处于痛苦和危险中的呢？这么多年来，我们一直将其归为超感知觉（ESP）或其他超自然现象。感谢爱因斯坦–波多尔斯基–罗森实验，现在我们知道了，它只不过是严格的自然规律，叫作"量子物理"。在简和她妈妈以及我最好的朋友约翰的事例中，本是无意识传输的信息突然进入了人的意识中。这种情况尽管罕见，却并非闻所未闻。实际上，越来越多的人在通过使用量子物理学来探索接触这些无意识信息的方法，达到治疗的目的。

这又将话题引向了神秘学，因为如果不用量子物理来解释的话，这些科学实验就会显得非常"神秘"。而我们过去称之为"神秘"的事，大多只是一些人学会了用量子物理的天然功能去做了某个特别的应用或呈现。或者，就像上面那几个例子一样，只是巧合。确实，有人可以凭意念弯曲金属或隔空移物，或是突然知道了他们根本无法知道的事。当然，这些人中肯定有魔术师，但他们不是在应用量子物理，他们只是凭灵活熟练的手法和障眼法。这并非我们所说的内容。事实已经摆在眼前，之前我们根本就不知道那是怎么发生的，但当我们开始了解量子物理学之后，我们就突然能够洞察这些事情发生的原因和经过了。事实上，量子物理学的一个基本理论就是，只要有足够的机会，没有什么是不可能的。所以，那些让我们觉得神秘的东西已经不再神秘了，仅仅是量子物理而已。我们之前对其并不了解，那是因为我们一直奉行的是牛顿理论。

一场姗姗来迟的范式转变

我们需要担心量子物理吗？完全不必。它就是宇宙运行的方式，一直如此，亘古不变。只是我们之前对其不了解罢了。正如你稍后会在本书中看到的，对量子物理的认识为医疗健康领域带来了最重大的突破。这是一种新的认识，新的思维范式的转变，但却是我们必须为之的。你可以这么想：如果你被传送回1692年的塞勒姆市，你掏出手机打给朋友，你觉得会发生什么事？当时的人会完全不理解什么是手机、电池、芯片、电视显示屏或在空中传递的无线电频率。你可能会被当成巫师，而这仅仅是因为他们不懂物理。难道手机很邪恶吗？（我妻子可能会说"是"。）难道在当时这种物理就不存在了吗？如果你那时有两部无线电对讲机，你掏出来使用的话，能不能实现彼此通话？当然能！因为物理是不会变的，不断变化的只有我们的知识以及对它的理解及应用。

最先揭开物理学奥秘及宇宙真正面纱的人往往都会被误解，有时甚至会遭到迫害和杀害。如果列出个名单的话，不仅很长，而且上面全都是著名的科学家。哥白尼（发现了地球和其他行星绕日运行）、伽利略（从数学上证实了哥白尼的理论）、哥伦布（证实了地球是圆的），还有许多人都因发现了科学的真相而受到迫害。尼娜号、品特号和圣玛丽亚号[1]上的水手们都对他们将驶向地球的边缘深信不疑，因为他们相信地球是平的。而他们所相信的这个古老的理论完全不正确，事实上也从未正确过。

但别指望公众甚至是教师们能很好地接受并理解量子物理。我（班·琼森）最近翻看我上八年级[2]女儿的物理教材，发现书里教授的理论仍然是牛顿物理，和我40年前上八年级时学的一模一样。可悲的是，我上八年级的时候就知道这个理论已经过时了！一条古老的理论即便早就不适应时代发展了，也要花数年甚至数十年才能从公众的头脑中清除。

幸运的是，尽管没有出现在大众教材中，但如今越来越多的人开始理解能量（即量子物理）的重要性了。回顾和梳理能量的基本原理非常重要，唯有如此，你才能理解"治疗密码"那巨大的革命性力量。

能量的多面性

能量有很多种形式。比方说，有一种能量我们称之为"光"。它包括一个特定的能量频谱，为 $4.3 \times 1014 \sim 7.5 \times 1014$。我们能用眼接收到这些频率。也有声音的频率，我们用耳朵来接收。还有红外线能量，我们称之为热量。

1　哥伦布发现新大陆时带领的舰队。——译者注
2　相当于中国的初中二年级。——译者注

还有紫外线，它刚好超过光谱上我们眼睛的可视范围。还有很多其他频率的能量，只是我们的身体中没有对应的接收器。当然，这些能量都曾被认为是神秘的，但是现在我们却有设备来检测并接收它们了。我们管这些能量叫X光、超声波、雷达、超高频、甚高频等等。

频率由三个组成部分。一个是在单位时间内，频率会从正极到负极变化多少次。我们经常称之为周期性变化。第二个是振幅，也就是波动绕基线或零点起伏的幅度大小。此外还有波形。是的，波动也是有形状的。你可以看到正弦波，它是一种柔和的、平滑的、弯曲的、对称的波动，很像大海波浪起伏的样子。还有棘波，直上直下像一根针一样。还有矩形波等等，种类繁多。也有某些频率我们可以用来负载其他频率。我们现在明白了如何通过一根小小的纤维，用光波来传送每秒钟成千上万个信息单位。我们管这叫光纤，而且每天打电话时都在使用它。对我来说它仍然很神秘，因为我并不十分了解它的工作原理，但是这妨碍我使用它吗？当然不了！

那么医疗界呢？也应用频率吗？是的，但非常有限，而且很勉强。但要理解这一点：当你真正明白频率的意义及它的作用时，你就会明白在医疗领域应用频率将会彻底威胁到制药业的生存。你觉得他们会允许这么干吗？不过，用频率来进行诊断已是一种安全、常见的方法了。X光第一个将频率应用于诊断。而心电图、脑电图、心率变异性测试都是通过侦测能量（频率）来进行诊断的例子。超声波，运用的是声波。而最新登场的是MRI。现在大多数人都认为核磁共振中的关键词是"磁"。但是磁场的作用仅仅是为了增强原子的共振或频率，使之看起来更明显。核磁共振之所以起作用，完全有赖于原子的共振或频率。这才是核磁共振所测的东西。

制药业和医疗行业不想让你相信的事

那么，关于治疗呢？记住，这是一个非常"危险"的领域。你会拿着一根棒子走进狮子的巢穴，然后在它面前挥舞吗？制药行业富得流油、权力遮天，与政界的关系好得超乎你想象。事实上，频率被用于治疗的历史已有几十年了。20世纪二三十年代，有个博士名叫罗亚尔·拉蒙·赖夫（Royal Ramon Rife），他只用频率来治疗癌症，获得不小的成功。实际上，也正是他发现了如何用一种频率去负载另一种频率，像刚刚提到的那样。赖夫发明了一种光学显微镜，可以放大3万倍，这比电子显微镜早了几十年。而在此之前，没有任何一台光学显微镜能放大到100倍以上。赖夫的杰出发现显然让一些人觉得是种威胁。他的实验室离奇失火，连同研究成果被烧成一片废墟，而他也遭到无端的污蔑和指责。这位20世纪最杰出的科学家去世时孤苦伶仃、一贫如洗，就这样离开了这个世界。

所以，使用能量和频率的疗法只有在找不到有效药品时才被允许进入医疗应用中。比如，用于肾结石。我们运用声波的能量来打碎它。皮肤科医生现在用特定频率的光波来治疗受损皮肤，使其自我修复并刺激毛发生长。《PARADE》杂志[1]报道过一个实验性的癌症治疗案例，治疗师将一根细小的针头探测器插入一个肿瘤中，将其调到肿瘤的频率，结果肿瘤竟被烧掉了！所以，可以说医疗界正在逐步进入"能量时代"。但是别搞错了，仍然有一些庞大的势力在阻止这股潮流前进，尤其是想到普通人也可以在卧室里自行治疗而不再需要医生时，那得损失多少权力、金钱和对医疗界的控制啊！

---

1 美国《PARADE》杂志是一本由《华盛顿邮报》发行的周末副刊杂志，是美国最为流行的杂志之一，拥有3 200万订阅者和7 100万读者。——译者注

治疗癌症的常规方法

让我们来看看主流医学是如何应对当今社会的一种主要疾病——癌症的。主流医学提出的问题是："我们怎么杀死癌细胞？"你永远不会听到他们问——在他们眼中似乎不重要的是——"是什么导致了癌症？"多么举足轻重的一个问题！是什么导致了癌症呢？听起来理所当然应该问，但我（班·琼森）从医数十年，在主流医学领域从未听到过这样的问题，更何况癌症还是我的研究课题呢。主流医学的常规方法是："我们只努力消除癌症的临床表现。"

对于体内肿瘤来说，采取这种做法本也无可厚非，但是这仍旧没有改变癌症产生的源头。我已经数不过来有多少患者带着第四种或第五种类型的癌症来找我了，因为没人想过"为什么"，也没想过怎么才能改变他们体内产生癌症的源头。要问主流医学对癌症的治疗方法，基本都是做手术。我已经记不清有多少来我诊所的患者告诉我，医生跟他说"都清除干净了"，本以为斩草除根了，没想到草是斩了，但根却没除掉。

主流医学的另一个方法是杀死癌细胞，手段是通过放射或化疗。它们的原理很相似，都是破坏细胞。不幸的是，癌细胞无论是看起来、动起来还是在新陈代谢方面都和你体内其他健康的细胞极其相似。不仅如此，癌细胞的适应和学习能力极强，能很快学到如何抵御化疗和放射。实际上，它们的活力和恢复能力也都远高于正常细胞。

化疗的原理是这样的：它会破坏那些快速分裂细胞的DNA（脱氧核糖核酸）。癌细胞正好属于快速分裂的那种。相当对路，是吧？没错，但你身体内还有许多其他细胞也是快速分裂的。最可悲的是，你的免疫细胞正是分裂最快的细胞。一个化疗医生每当进行下一次化疗前，所检查的第一件事是什么？你的白细胞。你的免疫细胞。让我进一步告诉你为什么免疫细胞被破坏后会如此要命。如果你问一个肿瘤学家（化疗医生）化疗能杀死所有的癌细胞吗，如果他说的是实话，那答案会是一个斩钉截铁的"绝对不能！"。它做不到那样。就算达到最好的程度，化疗也只可能杀死60~70%，也许能达到80%的癌细胞，但总会有残留的。这就很引人深思："如果化疗不能杀死所有的癌细胞，而我又要活下去，那最后杀掉剩余癌细胞的又是什么呢？"

如果你的免疫系统不能站出来杀死剩下的20%或30%的癌细胞，那它们肯定最后会要了你的命。所以很讽刺的是，正是化疗破坏了唯一能挽救你生命的东西。除非你的免疫系统能在最后关头"击出本垒打"力挽狂澜，否则获胜的一方肯定是癌细胞。问题是，既然要"击出本垒打"，那你希望你的击球手处于什么状态呢？听好：到最后，没有一样人工的东西能治好癌症，一定会由你的免疫系统来完成这项使命。事实上，就我所知，没有一样人工的东西能真正治好任何疾病。我认识不少医生，在治疗癌症方面颇有建树、广受赞誉，但是在最后的分析中，永远都是免疫系统完成了这个任务。所以免疫系统才是真正的幕后英雄。

从根源入手

那么，到底是什么导致了癌症？最根本的原因就是压力，由细胞记忆引发的压力。其实从身体的角度来说有4种原因，但你要等我们讲到秘密3时才能知晓。

总的来说，如果你想从根源入手，那无论是哪种疾病、哪种症状，都要以能量为根本，因为能量就是根源。这就是写作本书的一个主要目的——让你知道已经有相关的科学发现和应用，让你可以用自己的双手创造美好生活，获得健康的体魄和充足的财富。你不仅不会有丝毫损失，还能获得以前从未想过的益处。

压力产生的原因是能量不足

所有的疾病都因细胞能量不足而起，慢性疲劳综合征[1]在医疗史上算是较新出现的疾病。不幸的是，数十年来，主流医学却对此病一再误诊误断。这让我想起了《圣经·马可福音》中的一个故事，说有一个女人因为身患血液疾病，跑到耶稣面前求救。"她找过许多医生，苦没少受，钱也花光了，但病情不但没好转反而恶化了。"有些事古今都一样，是吧？这并不是在抨击如今的主流医学。就我的经验来看，每一种医学方法和治疗手段都有两面性。有些是真关心真帮忙，有些只是为了敛财。

让我告诉你，细胞内部如果缺乏能量会发生什么，就像慢性疲劳综合征那样。正如我们之前所说，能量不足其实是所有疾病的基础。你可以回想一下我们说过的"战斗或逃跑"，那就体现了压力对细胞的影响。详细来说，当细胞通过关闭来蓄积能量的时候，氧气进不去，营养进不去，甚至葡萄糖（细胞的"燃料"）也进不去。细胞内的"活力植物"也处于饥饿状态。这些小小的"活力植物"叫作线粒体。

线粒体运转正常，细胞才能运转正常。细胞运转正常了，身体才能运转正常。这些小小的"活力植物"——线粒体——看起来和细菌惊人地相似。实际上，进化论者认为它们就是一种细菌，只不过和细胞组织建立了一种共生关系，为细胞提供活力。我们很少会想到许多常用药物的使用后果。因为我们的关注点全都在如何缓解症状上，却经常忘了细节问题，而细节恰恰是

---

1 慢性疲劳综合征又称雅痞症，症状包括发烧、喉咙痛、极度疲劳、食欲不振、复发性上呼吸道感染、小肠不适、忧郁、烦躁及情绪不稳、暂时失去记忆力、无法集中注意力、头痛、痉挛、肌肉与关节痛等等。辨识此病并不容易，因为这些症状与感冒及其他病毒感染相似，因此容易误判。目前尚无对付此病的药或疫苗。——译者注

魔鬼。我们一直在滥用抗生素，简直是把它们像糖果一样分发。多年前我们就知道几乎所有的呼吸道感染都是由病毒引起，但尽管抗生素对病毒无效，它们仍常常列在医生开出的处方中。美国联邦政府已经发起一项运动，要求医生停止给常见的感冒或耳道感染开不必要的抗生素。

刚才说到那些小小的线粒体看起来很像细菌。而抗生素常常会在杀灭细菌的同时也把它们杀死。实际上，那些滥开的抗生素不仅可能是慢性疲劳综合征的一大成因，还可能导致罹患其他许多疾病甚至出现新的疾病。最近有一项刚刚公布的研究表明，如果女性在18岁之前服用8个以上剂量的抗生素，患上乳腺癌的概率会大幅增加。我们再也不能对这些常用药物的副作用睁一只眼闭一只眼了，更何况所谓的副作用一点儿都不"副"，恰恰是药物带来的直接的负面效果。

内置的"德科发电机"

我们的身体可不像城市中的房屋，彼此之间全由电缆相连，最后形成一个庞大的电力供应网。事实上恰恰相反，一百年前，在高压输电线路出现之前，如果你要用电，必须要有自己的发电机。比如，我家农场里就有一台老式的德科发电机，你要往缸里灌满汽油，给发动机提供燃料。它还要吸入空气（氧气），然后排出废气。只要燃料供应不断，就可以发出电了。

我们的细胞也是这样。细胞需要氧气和葡萄糖（燃料），而且要能将废物排出去。这个过程被停止后，就会出现"灯火管制"，说明细胞运行出问题了，最终还会导致"大停电"，就如同德科发动机没燃料了一样。如果这个过程持续太久，细胞就会死亡。所以你可以看到压力是如何将这些细胞推向能量短缺的紧急状态，甚至导致细胞受损，最后演变成疾病。至于是哪种疾病，显示出哪种症状，就看是链条中的哪一环断了。

2007年发表的一项研究成果震惊了全世界。研究发现了一种能将蛋白质送入线粒体的基因。早前的研究，包括哈佛医学院及其他地方的研究都已证实，即使细胞的其他部分都被破坏了——比如细胞核和其他部分——只要线粒体还活着，它就依然能够运转。而2007年这项由哈佛医学院的病理学家大卫·辛克莱带头的最新研究分离了这种能活化基因的蛋白质，它所活化的正是能保证线粒体健康的基因。这个成果让研究者们浮想联翩，比如出现一种能抵抗衰老的"神奇药物"。"我们的目标是找到身体内能延缓衰老和治疗如心脏病、癌症、骨质疏松和白内障等疾病的自然过程。"辛克莱说。[1]

研究人员越来越有信心能找到让我们永葆健康的根源。这确实很激动人心，但是医学光靠想是不够的。你想从哪儿入手呢，症状，还是产生症状的原因？疾病，还是导致生病的根源？

我们相信已经找到了这个东西，它能做到研究人员希望某天靠一颗神药才能做到的事。

"治疗密码"是怎样发挥作用的

"治疗密码"是如何干预细胞的呢？大脑会侦测并传送能量频率给身体的其他部位，告诉它们要做什么。当面对紧急情况身体需要准备自卫时，大脑中的下丘脑会向身体其他部位发出警报。当并没有真正的紧急情况而我们却处于"战斗或逃跑"状态时，这些频率就不是在保命而是在破坏了。"治疗密

1　出自路透社2007年9月21日的报道《抵抗衰老的神奇药物将成现实》。——译者注

码"会改变这种有害的能量频率和信号，将其变为健康的。而将有害的能量频率转变为健康的或是无害的，其实也很简单。下图是一个正弦波：

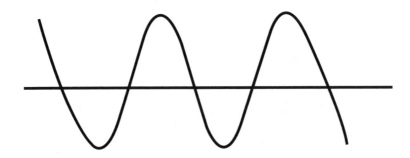

我们假设这是癌症的能量频率，你改变频率的方法就是给它加上一个正好相反的频率。那么看起来就会是这样：

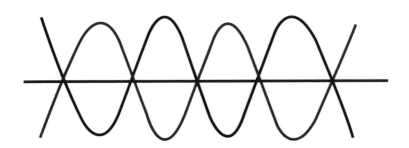

当你这么做了，结果就会变成这样：

你正好中和了有害频率，而且如果你能中和这个频率，并保持这种状态，那么频率的根源就会得到治疗或将会得到治疗。这就是"治疗密码"所做的事。

防噪声耳机的物理学原理

班·琼森最近给我讲了他的一段经历，正好对我们刚才所讲的事情是一个完美示例。当时，他正在去录制《秘密》的路上，他要从查塔努加飞到旧金山。班非常讨厌噪声。如果我和他做巡回演讲时住在宾馆同一间房间里，那任何一点点小声音（连我都没注意的）都会让他发疯。接下来，班的飞机起飞了，引擎的轰鸣声、人们的聊天声，还有婴儿的哭闹声不绝于耳。出发前，班的妻子给了他一个防噪声耳机，所以他掏出来戴上，打开开关，哇，再也听不到噪声了！没有哭闹声，没有引擎的轰鸣声，整个世界清净了！这让班难以置信，他把耳机摘下来，噪声再一次涌来——再戴上，再一次安静！

又惊又喜的班赶紧掏出说明书来研究，他要知道怎么可能会有这种奇迹。说明手册上说，耳机上内置了一个麦克风，能录制外面的噪声。一旦录好之后，耳机就会生成一个与噪声相对应的却完全相反的频率，就是它消除了噪声。简单来说，这也是"治疗密码"的量子物理学原理。"治疗密码"正如一个防噪声耳机，但目标不是噪声，而是内心问题。

"治疗密码"会阻止下丘脑在不当之时发送警报。而正是这个警报让你的细胞进入压力模式，也正是这个警报让血液从你的内脏器官、脑中掌管智力运转的区域及免疫系统中流出去，就如我们在第一章说到体内压力的根源时所讲的那样。

换一种说法就是，"治疗密码"会阻止下丘脑发送能量频率信号引发体内对压力的反应，尤其是在不该引发时。它是怎么做到的呢？它凭借的是人体内自身的健康能量频率（和有害的频率正相反）来覆盖有害的能量频率，就像在一间昏暗的房间中开了灯，光亮总是可以覆盖黑暗的。健康的能量频率是可以覆盖有害的能量频率的。

我们能证明这一点吗？正如我们在第一章所讲的，我们可以通过心率变异性测试的结果来证明"治疗密码"消除了压力。那我们能证明"治疗密码"解决了和体内问题相关的能量问题吗？我们证明的方法是看看那些做过"治疗密码"的患者发来的赞美之词。换句话说，做了"治疗密码"之后，他们的问题已经消失了。而问题能消失的唯一途径是有害的能量频率被覆盖，下丘脑停止在不当之时发送警报，处于压力状态下的细胞重新开放，而免疫系统也可以回复最初状态，发挥自身的治疗作用。

  那么，这些患者的治疗结果到底是怎么样的呢？

基底细胞癌

  我的一个好朋友是一位相当出色的医生。当我第一次给他看我胳膊上那个小鼓包时他根本没在意。尽管我们每周都参加同一个《圣经》宣讲会，但我的日期安排和厚厚的冬装却让这个危险的东西一直在他眼皮子底下不断"生长"，直到几个月之后，某个温暖的春日，这位医生朋友第一次看我换上了短袖衬衫时，他一眼就看出我有麻烦了。他把我叫到一旁说："拉里，这可是基底细胞癌啊，你得趁它还没转移前赶紧去做掉，否则会致命的！"紧接着，下星期一一早，在我还没打电话预约手术前，我接到了亚历克斯·洛伊德的电话，他问我是否能和他见见，一起讨论一下这个后来被称为"治疗密码"的东西的教义基础。我们就见面一起吃午饭。如果是除亚历克斯之外的人跟我讲能量治疗，我肯定早掉头跑掉了。能量医学什么的，在我这"西式"耳朵听起来完全是错的，和我的信仰也不合拍。在听他讲了很长时间之后，我挽起袖子问："难道你是说只要我能让自身能量在体内重新运行起来，我就能治好这个基底细胞癌？"亚历克斯说："我只能告诉你，我的一些患者在做了之后取得了非常惊人的效果。"我回答说："我需要几天时间来好好祈祷，学习教义，现在我还做不了，得等我能平静地看待它的时候再说。"两天后，在对"内心压力导致身体问题"有了一个更清楚的认识之后，我给亚历克斯打了电话，接下来的事自不必说。这是绝对奇妙的经历——奇妙到从此以后，我举办了"重新发现内心"系列宣讲会，向全世界的人传播"治疗密码"。做"治疗密码"还不到3天时间，我就感到这个肿瘤起变化了，我看着它一天一天越来越小，直到四五个星期之后完全消失。那已经是8年前的事了，直到今天没有任何复发迹象。我简直不知道如何推荐才好了。我认为，"治疗密码"是一项巨大突破，因为它对任何问题都能治标又治本。就像电脑开启了商业的新时代，"治疗密码"也开启了健康与治疗的新时代。

——拉里

甲状腺炎、子宫肌瘤、胆结石、疱疹病毒、慢性疲劳综合征等

2003年8月，我身体不适已有3年。医生的诊断有：桥本甲状腺炎、子宫内膜异位症、子宫肌瘤、纤维囊性乳腺炎、食管反流、胆囊中满是结石、疱疹病毒、惊恐发作、慢性疲劳综合征。我光买药就花了数万元了。我试过吃药、吃营养品、进补。我卧床两个月，甚至要我同一个教会的教友来我家给我送饭。我没法尽一个妻子和母亲的责任。因为身体原因我不得不暂时告别工作岗位……之后我开始做"治疗密码"练习，每天3~5次，坚持了6个星期之后，神奇的治疗效果

开始显现了。在做了"治疗密码"10个星期之后我做了一次超声波检测，结果显示子宫肌瘤不见了！当我询问医生怎么回事时，他只是说，那个给出诊断超声波结果的医生，也就是那个连续两年给我诊断出肌瘤的医生肯定弄错了。他根本无法解释如此神奇的疗效。过去这一年，我没服用任何治疗甲状腺炎的药，医生处方上的药也基本停了。直至今日，我都没去切除胆囊（两年半前，医生说我的胆囊里长满了结石，应该切除）。自"治疗密码"练习后我的胆囊只有一次发病，还是在很久之前了。如今的我饮食正常，感觉良好。我的能量和体力又回来了，而且我每天都在坚持练习。我感谢上帝治好了我的身体，并将治愈之大能蕴于亚历克斯·洛伊德先生发现的"治疗密码"之中。我愿将"治疗密码"推荐给所有需要身体或心灵治疗的人。

——詹妮弗

癌症、神经系统疾病、抑郁症

我被诊断出癌症、神经错乱和抑郁症。在做了"密码"之后，慢慢地这些疾病都消失了。我的身体重新恢复了健康，就像电脑在进行了正确的操作后重启一般。谢谢你们。

——阿尼斯特

慢性疲劳综合征及纤维肌痛症

在美国，我曾是我所在的领域最成功的人之一，但后来我得了重病，被诊断出患有慢性疲劳综合征和纤维肌痛症。两年后我几乎只能卧病在床，忍受着持续的疼痛，服用大量的药品，生活充满了绝望。在做了"治疗密码"6个月之后，我完全不用再吃药了，身上的病症也消失了。我感觉比得病前还要健康，而且也重新拾起了工作。总而言之，我又重新找回了人生！

——帕蒂

抑郁症伴有自杀倾向

我患有抑郁症并伴有自杀倾向，这迫使我的家人不得不为我做出很大的改变和牺牲。我没有能量，没有对生的渴望，所有事在我眼中都显得很无聊。我丈夫就是个医学博士，但他也无能为力——我们试过了所有方法，所以当我听说"治疗密码"时一度很怀疑，但我更迫切需要治疗。不到两个星期的时间，我的抑郁症就好了。不仅我自己难以相信，周围所有人都不相信。现在我所有的家人还有不少朋友都在做这个练习了——有些是每天都做，有些是有需要时才做。"治疗密码"真是上天赐给我们的礼物。

——玛丽

夜间恐惧症

我儿子患夜间恐惧症已有10年了。已经数不清有多少夜晚他在噩梦中惊声尖叫，我们想试着安抚他，但他醒不过来。有时候这一幕可以持续很长时间——这让人精疲力竭，也给全家人带来了极大的痛苦。我们试过了所有方法，改变睡眠习惯，吃特制的草药，祈祷，就医，什么都不管用！后来只做了一次"治疗密码"，夜间恐惧症就彻底治好了，而且再也没有反复——这已是一年多以前的事情了。我想告诉每一个能听得进去的人，要去试试"治疗密码"，真的管用！

——大卫

驾驶恐惧症及惊恐发作

我患有驾驶恐惧症，尤其在车流量大的时候。我为此专门接受过情绪控制技巧（EFT）治疗，但我发现一旦车流量太大，那种恐惧感又会回来，尤其在晚上。在开车时我还会惊恐发作，很吓人。在纳什维尔，我参加了"治疗密码"课程。在回家的路上正好下起大雨，在能见度极低的情况下，我要翻山越岭开车近10个小时才能到家。但一路上我心里没有一点点焦躁情绪。从那时开始我就意识到，这疗法的效果不仅体现在开车上，还体现生活中的许多方面，比如焦虑症。我发现，现在在生活中的每个方面，我的状态都非常放松。

——玛丽安娜

自暴自弃

在我进行"治疗密码"练习的几星期时间里，我变了，变得可以和别人交谈，也可以表达自己的观点。对某些人来说这可能微不足道，但对我来说这可是相当大的进步。在这之前，我的人生都是在和自暴自弃做斗争，总是担心如果我说了什么话，别人会不会不高兴，会不会离开我、忽视我，或者不愿意再听我讲话，就是害怕自己会在别人眼中变成透明人。治好了这种恐惧，我的日常生活发生了巨大的变化。

——特雷泽

完美主义

我纠结于自己的完美主义已经有好几年了。我所说的每句话都力求滴水不漏，像是一定要附上一份免责声明似的，因为我很担心别人会以此评判我。在找到和我的完美主义相关的那幅"画面"之后，我用"治疗密码"练习治好了那种想法。这是多大的不同啊，现在我再也不担心说出自己的真实想法了！

——露西

卵圆孔未闭（PFO，也就是心脏有洞）

2007年9月，我得了TIA（短暂性脑缺血症），相当于轻度中风。此前3个月我已经开始做"治疗密码"练习了，所以从TIA中恢复得很快，当然，他们还要做各种各样的检查来查病因。他们认定（从脑部MRI图的一些点上看出）我还有另一种没检测出来的TIA，病因是PFO——卵圆孔未闭，也就是两个心室之间有洞。这就导致未经过滤的血液流向大脑，最后演变成TIA。

显然，PFO的常规治疗方法是植入一小片装置将洞口封堵。但是，美国食品药品管理局已禁止这种手术，而用药（氯吡格雷和阿司匹林）成为最新的规定。许多医生都不赞同这种方案，都在力促恢复之前采用外物介入的方案。中央杜佩奇医院神经科学研究所脑卒中项目主任和伊利诺伊州爱德华兹医院附属心脏医院院长问我是否愿意成为他们的临床试验对象。我说好，然后就被分到了"装置"组。

与此同时，我一直坚持做"治疗密码"。我告诉那些医生，他们也许不会信我要说的话，也许会把我当成疯子，但如果他们真的要将装置植入洞口时却发现不是他们所预期的那样，那一定是因为我正在做的一种叫"治疗密码"的疗法让洞闭合了。我听过太多有关"治疗密码"神奇效果的例证，我知道这个可能性是有的。

当然，我的话他们根本没放在心上。2008年1月，我前去接受临床试验手术。醒来后我问进展如何时，我丈夫告诉我那个洞对于装置来说太小了，我已经被剔出了临床试验组。

我肯定，对于那些医生来说这相当尴尬。但爱德华兹心脏医院的院长麦基弗博士的确在随后的回访中问过我关于"治疗密码"的事。他说："我从医这么多年来，只听说过三四个PFO自动闭合的案例。"

医生们仍然要知道是什么导致了TIA。他们最后认定是肺部动静脉血管畸形。做了检测，结果是"畸形部位太小，几不可见"。

我的私人医生（她也拥有医学博士和骨科博士学位）翻译给我听："黛安，这就意味着畸形已经没有了。"她拿走了"治疗密码"，她说发生在我身上的事没有别的原因能解释，只可能是"治疗密码"对我起了作用。

此后两年多，我继续坚持做这个简单的疗法。大部分的药我都不再服用了（之前我一直在服用氯吡格雷以及治疗哮喘、过敏、膀胱过度活动症和食管反流的药物）。骨密度检测也显示我的骨量增加了（这也让我的医生连连称奇）。至于心理和情感方面的变化那更是多得说不完了，我就先写到这里吧。

——黛安

改变频率，治好疾病

我想让你特别注意到的是，这些感谢信中所列问题的覆盖范围有多广。从主要的健康问题到情感问题、职业问题、最佳表现问题……几乎你能想到的所有问题。

这不仅显示出"治疗密码"能治愈体内的能量频率问题，也证实了秘密1——所有健康问题都有同一个根源。"治疗密码"是一个量子物理治疗体系，就像之前提到的那些物理学家曾预言的那样。当"治疗密码"将有害的能量频率转变为健康的之后，所有心理和生理上的问题都被治愈了。

那么，为什么治疗有关压力和能量的问题，你要用一个量子物理的方法来代替化学（药物）或营养疗法呢？关键就在于两种方法的信息传递是不同的。药物和营养品的传递是从分子到分子的，速率是每秒钟1厘米，而且每次传递都有损耗。但是能量中的信息传递却可达每秒186 000英里，而且几乎没有损耗。这就是为什么手机和互联网如此受欢迎了——因为它们基本实现了即时传播。30年前，这还只出现在科幻电影中。同样，那些先贤们在过去80多年中所预言的事情，"治疗密码"已经在身体和心灵层面实现了。如果问题的根源就是能量，那难道不应该也用能量去进行治疗吗？

能量打败了遗传特性

某天我接到一个电话，是一位女士从俄克拉何马州打来的。她给我讲述了一个令人心碎的故事：她的孩子——克里斯托弗·雷恩在6个月大时就被诊断出白血病。从小到大，他经历过的手术、化疗、放疗、药物治疗可能比10个人一生所经历的加在一起还多。他的妈妈梅丽莎在2004年给我打了这通电话，当时克里斯托弗十一二岁。因为她发现克里斯托弗身上又出现了类似的症状，这让她很不安。克里斯托弗经常呕吐，而且怎么都止不住。他还患有疝气，病情也不断恶化，总让他很不舒服。克里斯托弗总是非常疲劳、无精打采，双眼下方有两个大大的黑眼圈。梅丽莎说："我们要回到孟菲斯的圣裘德儿童研究医院去做检查，自他6个月大的时候我们就去那儿了，不过我还是很担心检查结果。"

那时，离他们去圣裘德儿童研究医院还有12天的时间，所以我立即让她带着孩子去做"治疗密码"。梅丽莎和克里斯托弗从当天开始就做"治疗密码"练习，信心满满地做了12天。其间，克里斯托弗的病情稳步好转，他的呕吐停止了，黑眼圈也消失了，身体又恢复了活力。用梅丽莎的话说，他双眼中的神采回来了。在12天结束时，梅丽莎十分确信，克里斯托弗已经痊愈了。

不久后我举办了一次宣讲会，就在他们家附近。在宣讲会结束时，一个英俊的少年走向我，手上拿着几页纸。他说："洛伊德博士，我叫克里斯托弗·雷恩，我想给你看看这些检测结果。"每样结果——MRI、CT、血液检测、下消化道、上消化道、脑电图——每一样都100%正常。再也没有呕吐了，疝气也消失了，效果非常完美！几个月后，梅丽莎给我发过来一个视频形式的感谢信，画面上，梅丽莎将克里斯托弗抱在怀中，眼眶中满是喜悦的泪水。她将手放在旁边桌上一沓厚厚的账单上，说道："这些医疗账单的数额加在一起有上百万，但一百万都没做到的事，'治疗密码'却做到了。"

这样一种如此严重，有着明确的病症、强大的遗传性及漫长历史的疾病竟然能痊愈，天底下怎么会发生这种事？其实，如果你能消除压力，那几乎什么病都能治好。我们通过检测有害的能量频率来测量压力。一旦有害的能量频率消失了，那压力也会随之消失。斯坦福医学院及位于加利福尼亚的美国心能研究所（HeartMath）的研究都指出，如果你能消除压力，那么就算是遗传方面的疾病也都基本可以治愈。

在这个案例中，出于某种原因，克里斯托弗的身体在错误的时间释放出了警报频率，进入了压力模式。随着时间推移，这导致他患上白血病及其他疾病。但"治疗密码"从没有"治疗"他的白血病、呕吐、疝气、乏力等病症，它所做的只不过是停止了压力信号——一种能量频率的释放，由此将压力从神经系统中消除。这就是克里斯托弗身上为什么会出现奇迹般的治疗结果。只要体内的信号停止，身体的压力反应停止，这种事就可以发生。要知道，压力首先关掉的就是身体的免疫系统和自愈功能，所以，一旦免疫系统和自愈功能被重新打开并调高，那它就可以治疗任何疾病。并不是"治疗密码"治好了克里斯托弗，治好他的，是他自身的免疫系统。

意料之外的治疗

乔·舒格曼[1]当地一家报纸，而且是公认的世界顶尖的广告文案撰稿人之一。有一次，他邀请我和班博士去夏威夷演讲。这几年，他总是不断请人去毛伊岛做关于自然疗法和健康的主题演讲。当他开始做"治疗密码"时，他对我们说："你知道，这几年我一直邀请健康专家来毛伊岛演讲，也看到过别人身上发生的神奇效果，但却没有一种方法对我自己的健康问题起作用。"他的问题是慢性足部疼痛，源自于一次车祸。乔走路时很明显地跛着脚，睡眠质量也不好，一直忍受着持续疼痛。

他问我："你觉得'治疗密码'能治好我的脚吗？"我解释说："你知道，

---

1 毛伊岛（Maui）是美国夏威夷群岛中的第二大岛。——译者注

这种疗法根本就不是针对足部问题的，它针对的是造成生理压力的根源。"于是乔就开始做"治疗密码"，3个月后他写信给我们说，做了不到3个星期时间，他的足部疼痛就彻底好了，百分之百好了。疼痛完全消失了，而且再也没复发过。他还说，自己身上的其他疾病也都同时被治好了，对此他完全没想到，因为以前几乎没有管用的方法。最重要的是，甚至比他的足部疼痛还重要的是，"治疗密码"带来了神奇的心理治疗效果，让他从一个困扰了他一生的问题中走了出来，这是他之前从未体验过的。而这一切，都是从他做了"治疗密码"后开始的。

现在让我们来回顾一下已经说了哪些内容：

秘密1：几乎所有的健康问题都有一个根源，而"治疗密码"可以治好那个根源。这一点，可以通过主流医学的检测和诊断结果看出来。

秘密2：根据当代最杰出的科学巨匠们的看法，每个问题都是能量问题。而"治疗密码"解决了能量问题。这一点，可以通过患者对治疗效果的反馈看出来。治疗密码的疗效可以覆盖你能想象到的任何疾病。

那么，现在该说到秘密3了。

第三章

秘密 3
"内心问题"是治疗的控制机制

我们在秘密 2 中说过，你要有些耐心，先去了解压力的根源。我们希望你没有跳过那部分，否则你会错过一些非常好的信息。现在，答案来了。这是最最重要的一部分，实际上，也正是写作本书的原因。我们会告诉你导致生理压力的原因。我们之前就知道这个，也讨论了很多年，但直到今日才有了科学的验证。

它就是细胞记忆。

数十年来，这不仅是健康科学领域中缺失的一块儿，也是我（班）缺失的一块儿，无论对我的患者还是我本人来说都是。这些年，我做过很多关于癌症成因的演讲。这些成因包括心理问题、重金属、体内 pH 值偏酸性、细胞缺氧、病毒等等。我通常把心理问题放在最后，原因有这么几个：（1）没人会愿意承认自己有心理问题；（2）就算有，他们也不愿意拿出来讨论；（3）从医学层面上来说，我们还没有一种有效的治疗方法。药品只能掩盖症状，治标不治本。谈话疗法经常会让状况恶化，因为会一次次地撕开旧伤口，而这些是你的身体一直在努力治愈的。

治疗体内的重金属有一些很有效的方法，EDTA（乙二胺四乙酸）和

DMSA（二巯基丁二酸）以及其他重金属螯合剂[1]都很有效，所以将重金属清除出身体并不是问题。治疗酸碱度平衡就要更困难，因为要改变酸碱度是一个长期过程（数月甚至数年），其间还要极大地改变饮食习惯。尽管如今我们可以用一些很有效的营养因子将这个过程变快，但仍显漫长。

病毒就更难清除了，因为这些小东西能藏到你的DNA中去。对于白细胞来说，当这些"坏家伙"躲在你自己的细胞里时，要找到它们是非常困难的，尤其它们深藏的地方还是细胞核内的DNA里。但是现在已有一种十分有效的抗病毒配方，混合了埃[2]银、刺果番荔枝、猫爪草、龙血等物质，甚至还有一些抗病毒药物也会起到一定的作用。

身体问题的根源超出身体的范畴

在我（本章指班·琼森）位于亚特兰大、佐治亚等地的替代药物癌症诊所里，我总有办法应对病毒、酸碱度平衡和重金属，但我却没办法解决患者的心理问题，尽管我有心理学的硕士学位，雇用的员工中也有一些治疗师，但仍然不行。

我仍然记得那天，灵光一闪间，我突然意识到心理问题的重要性。我有个患者是一位年轻恬美的女士，她得了乳腺癌。我对她的治疗还是相当成功的，无论是CT扫描、肿瘤标记物检测还是身体检查都显示，癌细胞已经消失了。但她最后还是死了，因为这位女士在生活中有一种严重的精神问题，一直没办法解决。她的丈夫是一个控制狂。夫妻二人其实很富有，但她却没

---

1 金属螯合剂可以通过螯合剂分子与金属离子的强结合作用，将金属离子包合到螯合剂内部，变成稳定的、分子量更大的化合物，从而阻止金属离子起作用，可以用于解毒、印染、阻垢等方面。——译者注
2 埃，长度单位，等于0.1纳米，是光波长度和分子直径的常用计量单位。——译者注

有一张信用卡、一本支票簿。无论她要什么，都必须请示她丈夫，有时甚至要乞求才行。只有一件事是她丈夫没法控制的，那就是她自己想活还是想死。最后，这位女士选择了死，这是她唯一能自己做决定的事。

后来，我开始搜寻能帮助我的患者治疗心理问题的方法，就在这时，我自己也遇到了这样的事。看你邻居家的房子失火是一回事，虽然确实很惨，但当你自己的房子失火了……那就变成了恐惧。我已经在序言中提到，我于2004年被两位医生都诊断出肌萎缩性侧索硬化症病，我宁愿当时的诊断结果是癌症。80%被诊断出肌萎缩性侧索硬化症病的患者5年之内就死了，而我个人从未见过活到10年以上的患者，倒是听说过几个，但他们的身体都极度衰弱。我的房子着火了，虽然没过多久就扑灭了，但在我心里却埋下了恐惧的种子。也有好消息，就是对此我不用经历什么手术或药物治疗，因为就目前所知，这两种方法都起不到什么作用。

一个熟人告诉我有一堂"治疗密码"公开课，说我应该去听听。我就想，既然房子都烧了，我还怕什么。当时的我很无助，什么都愿意试试看。

"给我看看它的科学原理"

那天晚上，我听到了洛伊德博士的演讲，在科学上真是无懈可击，尤其是在生理学的领域，他在疗效方面有许多好口碑。但我之前也听过不少这样的"口碑"，怎么也有成百上千个了，事实上，几乎每天都有患者跑来跟我说："琼森博士，我看到某某治好了和我得同样癌症的人了。"对此我总会回答说："那给我看看它的科学原理吧。"我愿意接受任何东西，只要它能帮我的患者恢复健康，但我绝不想给他们错误的希望，尤其不想浪费他们的钱。所以，对我来说这套说辞的背后是否有科学依据非常重要。令我印象深刻的是，洛伊德博士竟然真的能科学地用心率变异性测试这种测量人体生理压力的黄金法则来证明他的方法有效。我不得不试试"治疗密码"。

之前说过，在开始做"治疗密码"不到3个月的时间，我身上的症状就全消失了。我找到神经病学家，他把针头插进我的肌肉中来检测放电节律，这对肌萎缩性侧索硬化症病患者来说再熟悉不过了。结果显示，完全没有了。从医学的角度来说，这种恢复效果简直闻所未闻。如今，在我写下这些话的时候，已经5年过去了，那些症状仍然没有复发。

细胞记忆：治疗的钥匙

所以，这个完美的密码到底是什么？这种神乎其神的技术到底该如何解释？实际上，我们根本没有将重心放在肌萎缩性侧索硬化症病上。我们一直把焦点放在一些来自我童年的细胞记忆上，那种我们每个人都有过的。不过，从小到大我并没有经历过严重的创伤，我没有遭受过性侵犯，没被打过，我甚至可以保证自己从没落下过一顿饭。我养过一匹小马，有过一只泰迪熊，我的父母没离婚，他们甚至从不吵架。（不过，我必须得说，我曾被哥哥姐姐严重地虐待过，当然他们绝不会承认的——只是玩笑啦，丹，安。）但我体内仍然有一个"糟糕的程序"，正是它向我的细胞发出了压力信号，致使我生病。

绝非巧合的是，西南大学医学院、斯坦福大学医学院、哈佛医学院、纽约大学医学院都发表了类似的研究报告，认为这些细胞记忆可能正是健康与治疗的拼图中缺失的一块。西北大学医学院的研究得出的结论说，我们未来治疗绝症的最大希望也许就在于能否找到一种方法来治疗细胞记忆，如果我们找到了，那将"很有可能实现永久治愈"[1]。他们为什么这么说呢？因为人体的每个细胞中都有一种治疗控制机制。

所以，到底什么是细胞记忆呢？它指的是你细胞中储藏的记忆。哪个细胞？所有的细胞。

过去许多年，科学家们都相信记忆是储存在大脑中的。为了查明到底存在于大脑的哪个地方，他们几乎把大脑的每个部分都切除了，猜猜结果如何？记忆仍然保持基本完整！尽管记忆可以被大脑不同的区域刺激到——比如，当大脑中的愉悦中心被刺激到的时候，快乐的记忆就会浮现出来——记忆真正的储存位置貌似并不局限于大脑之中。

那么，它们到底被存在哪儿了呢？答案第一次被找到，似乎是在医学界开始进行器官移植的时候。文件记载了不少这样的案例——患者接受了器官移植之后，会出现和器官捐献者同样的想法、感受、梦境、个性，甚至对某种食物的渴望。如今，有许多科学家都相信记忆是被储存在细胞中的，而且并非是某个地方的细胞，而是全身上下所有的细胞。

细胞记忆可以和有害的能量频率产生共鸣，在体内产生压力。西南大学医学院在2004年9月发表了一篇重要的研究，其中说身体的治疗控制机制很可能就是细胞记忆——而且不仅仅对人类来说如此，对于其他动物和植物来说也是如此。那么，研究人员究竟在西南大学的实验室里发现了什么，能让他们得出了这样的结论呢？他们发现有机体的细胞记忆的好坏，直接关系到其健康程度的好坏。无论是人、动物还是植物，如果有着有害的细胞记忆，

---

1 摘自《细胞的决定》（*Cell Decision*）一文，作者苏·古特内克·安布罗斯，发表于2004年9月13日的《达拉斯新闻晨报》。——作者注

那他即便在良好的境况下也会过得很糟。而如果有着健康的细胞记忆，那即使所处的境况不尽如人意他也会过得很好。西南大学在发表这篇研究时用了一个类比——"细胞记忆就像一张小小的便笺，告诉细胞该做什么。但如果是有害的细胞记忆，那这张便笺就会告诉细胞去做错误的事情。"

细胞记忆和"内心问题"

根据布鲁斯·利普顿博士的说法，所谓"错误的事情"就是让细胞在不适当的时候进入压力模式，而且刺激身体产生压力反应的是一种错误的信念。这些错误的信念嵌在细胞记忆中，影响你的意识及潜意识，同时也影响着大脑的控制中心。西南大学医学院的研究结论认为，对于当今被认为是绝症的那些疾病，治疗的希望也许就在找到治疗相应的细胞记忆的方法上。

这些细胞记忆和错误的信念与所罗门王在3 000年前说的是一回事。它就是"内心问题"，是你生活中遇到的所有问题——身体上、情感上，甚至是成功与失败等问题的根源。

美国心能研究所数年来做过一些世界上顶尖的替代性临床治疗研究。其中一项研究绝对可以被归入"难以置信"的类别，但却是真实的。研究人员将人类的DNA放入试管中，让实验对象用手握住，并让他们去想痛苦的事——换句话说，就是回想有害的记忆。要产生痛苦的想法，不回想有害的记忆是办不到的。在做完这个步骤之后，研究人员将DNA从试管中取出并检测，结果发现DNA被损坏了。接着，他们又将这个DNA放回试管，让实验对象再一次用手握住，这一次让他们去想美好的、快乐的事。研究人员也再一次发现，要做到这一点，不去回想一些美好的记忆是办不到的。之后他们将DNA从试管中取出进行检测，发现损坏的DNA竟然被修复了。这意味着什么呢？意味着某些记忆似乎能够损坏DNA，但是健康的记忆似乎却可以治疗DNA。哇哦！

纽约大学医学院临床康复学教授及纽约大学医疗中心内科医生约翰·萨诺博士认为，慢性疼痛和许多其他疾病都是因潜意识中存在压抑着的愤怒情绪而起："你并不知道它在你体内，因为你意识不到。"这种愤怒情绪根植在我们的细胞记忆中，而根据心能研究所的发现，也正是它在实验中破坏了DNA。

2005年，在《早安美国》节目中，资深主播查尔斯·吉普森采访了来自加州大学洛杉矶分校儿童医院的医学博士朗尼·杰特泽，他讲述了一件事，随后被《今日美国报》和《ABC晚间新闻》节目争相报道。据他讲，他们通过研究发现，家长的焦虑情绪会导致孩子出现慢性疼痛和其他疾病。换句话说，家长体内的压力会产生有害的细胞记忆，进而导致孩子身上也显现出压力。节目最后，查尔斯·吉普森总结道，那些让孩子们日渐衰弱的疾病似乎是由心理上而非身体上的因素导致的，这一点也得到了杰特泽博士的认可。类似这种关于细胞记忆的研究仍在不断涌现。

为什么正面的想法无法治疗细胞记忆呢？

在看完心能研究所的研究结果之后，你可能会问一个问题："我能不能想想快乐的事就治好所有的细胞记忆呢？"坦白讲，很遗憾，答案是"不能"，因为潜意识里有一种机制，保护这些记忆不被治疗。所以我们必须超越自我。关于这一点，我们会在秘密4中更详细地讲到。

我们的记忆是自身健康的控制机制这个事实，被当作心理学的基础已至少有上百年了。这个观点开始被科学证实，还是在第一次世界大战结束后那些当兵的年轻人归国的时候。不少人那时身上都带着伤，尽管有些其实并没遭受到身体上的实际伤害，却出现了伤口。士兵们管这叫"吓昏了头"。这是我们第一次认识到头脑中的意识也能让身体生病。

谈论这些记忆也许会让我们想起心理咨询和治疗，但这经常会旧事重提，让我们一次又一次地揭开伤口。有人会想"这会让我情绪低落、筋疲力尽"或"我累了，不想再面对这些问题了"。许多人会说"我压根儿就不愿回想起那些事"。但对于"治疗密码"，你完全不必担心。就像患有慢性足痛的乔一样，你可以对最烦扰你的问题使用"治疗密码"，让它治疗与之相关的细胞记忆。对乔来说，比治好他的脚更重要的是他精神世界的积极变化，但是请注意——他其实并没刻意去做什么。

要让治疗效果长期、持久，你就要治疗有害的细胞记忆。这很能说得通。生活给我们留下太多记忆，这些记忆中包含不少情绪——愤怒、悲伤、恐惧、困惑、愧疚、无助、绝望、自卑……多得数不完。要是有谁体内充满这么多情绪却连一点儿代价都没有的话，那才真说不通了。代价就是我们的健康、情感、事业等等。我们治疗的不能只是表面症状，还要解决问题的根源。为什么呢？如果你只治疗表面症状，那问题很可能还会再次出现，甚至变本加厉，因为导致症状出现的原因仍然存在。你要去解决的问题根源——也是我们在本书开头就请你思考的——有害的细胞记忆。

在你理解这一点之后，怎么去找到那个与你的问题相关联的细胞记忆？又怎么去治疗它们呢？

为什么"掩盖"会让事情更糟

再说一次，过去几十年中，心理学界一直在想方设法达到这种治疗效果。但一些最新的研究却显示，一遍又一遍地谈论这些问题，真的会使后果更严重！

"治疗密码"会自动治疗你的有害细胞记忆。它治疗的方法并不是训练你去换个角度看问题，这叫"重构"；也并不是平衡你脑中的化学物质，因为化学物质失衡也属于症状，而非问题的根源；更不是在遇到问题时想想别的事情转移注意力——我管这些都叫"掩盖"。所谓"掩盖"，意思是问题仍然存在，你只是学了一种更有建设性的应对疼痛的办法罢了。而大家真正想要的却是让疼痛消失。"治疗密码"实际上是一个体内的生理机制，一旦启动，就会将有害细胞记忆（秘密3）的能量形式（秘密2）转变为健康的那种。这样的话，人体的压力反应就会关闭（秘密1）。并不是说这部分记忆就没有了。记忆还在，只不过不再是有害的了。

问题在于："掩盖"等同于压力。既然我们遇到的每个问题都能追溯到压力上，那么如果解决这些问题的机制也会产生压力，那纯粹就是帮倒忙——这是往轻了说，要说实话的话——简直就是疯了。下面我来解释。

我们的身体和头脑每天都会有一张清单，上面列着要做的事，而做其中每一件事都需要消耗一定量的能量。这些事可以分为"必须做的"、"需要做的"和"想要做的"三类。所谓"必须做的"就是呼吸和心跳等；"需要做的"有消化、排泄、血液净化和免疫系统运行等；"想要做的"就是修复、处理旧的有害记忆，诸如此类。如果可供身体使用的能量减少了，那清单上所列的事就要被删减。最不重要的事就会首先被裁掉，而其中往往会包括免疫和治疗系统的运行。

你猜怎样？压制有害记忆并保持这个状态需要消耗大量的能量，而且是源源不断地消耗。这些记忆需要每时每刻都被压制，所以你会有相当一部分能量持续地用于压制细胞记忆。如果你早先一步想到这可能会意味着健康、情感或事业上都要出问题，那我要给你鼓掌了，你答对了。实际上，我们刚才提到的那位纽约大学医学院的教授约翰·萨诺博士通过研究确认了成人慢性疼痛和慢性健康问题都是压制有害细胞记忆的结果。压制的过程产生了持续的压力，直到最终导致问题出现。萨诺博士的研究同西南大学医学院和斯坦福大学医学院的研究观点一致，都认为治疗这些记忆，而不是压制（也就是"掩盖"）它们，更能让健康状况得到改善。

根据这些资料，当前最迫切需要的，甚至能永久改变健康领域面貌的，是一种治疗有害细胞记忆的方法，而不是对其一味掩盖。数十年来我们一直相信掩盖这些记忆可以让我们规避有害的影响。而最近的研究却证明这完全是谬论。无论意识当中是否记得这些细胞记忆，它们都会导致有害的结果。

治疗的意思是什么？

一旦你治愈了记忆，这意味着什么呢？这意味着你将不会再有负面的想法、愤怒、挫败感、怨恨、内疚、绝望及其他有害情绪。

我们能证明这一点吗？当然了。证据就是，患者几乎总是很快地就向我们报告说自己的负面想法和感受已经被治愈了。在我们全国巡讲的时候，几乎每一场都会如此。我们录下了视频，也收到各式各样的感谢信——做了"治疗密码"的人告诉我们，他们的感受、想法、恐惧、气愤、怨恨等负面情绪，一切的一切，都被快速、永久地治好了。还有人告诉我们，在做过"治疗密码"后，他和家庭成员得了10年、15年、20年甚至更久的疾病，在几分钟到几天的时间里就治好了。我总是听到他们说此前几十年里他们试遍各种方法却得不到想要的结果。这为什么会成为一种证据呢？因为我们心中的有害感受和想法来源于我们的记忆，它们能被治好的唯一解释，就是作为它们来源的记忆被治好了。

　　有一位叫阿曼达的女士购买了"治疗密码"课程后，打电话给我，说想要我拿她的亲身经历作为范例。她与母亲之间曾有精神虐待的状况。据她讲，她母亲是一个非常严苛、冷酷、极端要求完美、难以相处的人。简而言之，在阿曼达小时候，她就常常自卑，觉得自己很没用、对几乎所有事都感到恐惧。慢慢地她成了一个完美主义者，因为她心中总有一个想法，就是只有什么事都做对了，才能得到别人的认可与爱（其他完美主义者也常有类似经历）。

　　阿曼达的生活一团糟。尽管她参加选美比赛成绩优异，但她仍觉得自己很丑。尽管她厨艺出众，但仍觉得她做的每一道菜都有毛病，就算别人赞不绝口都不行。事情再好，她都觉得不够好，都觉得很可能马上就会出差错。而事情糟糕时，她又会觉得这刚好验证了她的猜测。有时工作太累她等不及休假，但真休假了，过了第一天她就无法再享受剩下的假期了，因为她总担心几天后假就休不成了。

　　阿曼达排斥性爱。有几个原因，第一，她认为自己身材并不完美，所以肯定会被拒绝（其实从未发生过）。而且，为什么要和另一个人如此亲密呢？让别人走近自己，只会在事情变糟时带来更多的伤害和痛苦。她无时无刻不感觉到沮丧、焦虑，也总觉得十分迷茫，甚至去哪里吃午餐这种事都会让她感到心慌。她把这些都归咎于自己。但其实她身上从未发生过虐待、毒打、强奸等这些可怕的事情，她母亲在其他人眼中还是一位绝对的好妈妈。但这些都没有改变一个事实——阿曼达心中已画地为牢，将自己的感受、想法和信心全都囚禁在了这个可怕的笼子里。

　　当阿曼达接触到"治疗密码"时，她已经花掉数十年进行咨询、治疗、内心探索、宗教、药物治疗、营养补给、自我治疗宣讲会、个人成长宣讲会、直销教程……你懂的。她说，当她使用"治疗密码"后，起效最快的就是她与她母亲之间的关系，还包括她童年的一些事情。毕竟，她花了这么多的时间和心血才到了有稳定工作、有婚姻、有家庭、有正常生活的地步。但令人惊讶的是，当她开始做"治疗密码"时，一而再再而三出现的还是她小时候和母亲之间的事。

"治疗密码"绝不涉及咨询和心理治疗，你也无须回想从前，深挖你的过去。但当记忆被治疗时，有时我们会意识到哪些记忆正在得到治疗。阿曼达遇到的就是这种情况。在做"治疗密码"一个月后，阿曼达的负面想法、感受、信念、焦虑和完美主义都消失了，彻底不见了！她给我打来电话问以前是否也发生过这样的事——有人像她一样花了大量的钱和精力而且也感觉被治好了，但实际上却完全没治好，而当她做"密码"时才明显地发觉这些问题并没得到根本解决。这些记忆在做"治疗密码"时又重新浮现出来，但她却会感到一种轻松，或释然，或解脱——就是一些让她知道那些记忆正在被治疗的感觉。一个月后，她已经完全肯定它们都被治好了。我向她道喜。对她提出的"这类情况此前是否发生过"的问题，我笑了，并不是轻视她的问题，只是因为她所描述的情况，在大多数人身上都发生过。如果没发生那才叫例外呢！

"掩盖"不等于治疗

你也看到了，我们总是很容易把"掩盖"当成治疗。我此前在行医过程中也提供过咨询和心理理疗，尽管永远难以治愈，但我很擅长教会人们如何"掩盖"。实际上，这正是大多数咨询师和治疗师受过专业培训的领域。几乎每个我见过的"自我治疗项目"都充满了掩盖机制。这对于使用它们的人来说意味着什么呢？这意味着你接下来的一生会永远带着这些问题形成的垃圾，但是你学会了每次当它发臭时就用香水喷一喷，尽量让它不再如此困扰你。我甚至听过一些咨询师或治疗师在教会患者"掩盖"后对他们说："你的病已经治好了。"毕竟他们是专家，大多数人都信了。如果病真的治好了，那么由此引发的所有问题都应该解决了。就像你在本书中所看到的那样，这些潜藏的细胞记忆正是所有健康问题的根源。所以，如果治疗真的有效，那么所有问题都应该得到解决——不仅仅是精神上、情感上、想法上、信念上的问题，也包括由它们所引发的身体上的问题。

"治疗密码"治好了这些细胞记忆的证据，就在于人们反反复复地告诉我们，在做"治疗密码"时，他们的感受、信念、态度、想法都得到了治疗。其实在"治疗密码"体系中我们也有一种方法来对其进行测量，而人们也一遍又一遍地告诉我们，用这个工具测量之后发现细胞记忆是怎样被治愈的。所以，在这些细胞记忆被治愈后（秘密2），细胞能量问题也解决了，人们健康方面的问题也随之消失了——这毫不稀奇。

现在我们已经讲完了前3个秘密，让我们花点儿时间来回顾一下。

秘密1：所有疾病都有同一个根源，那就是压力。而"治疗密码"可以消除压力，效果可以在心率变异性测试——测量自主神经系统压力的黄金测试中得到验证。

秘密2：所有问题说到底都是能量问题。如果你能解决能量的问题，那你就能解决生活中碰到的各种衍生问题。"治疗密码"是一个量子物理治疗系统，能改变体内的能量模式。关于这点可以从人们发来的感谢信中得到证实。在这些信中可以看到，人们的健康问题得到了治疗，包括主要的病症，也包括情感、事业等问题。

秘密3："内心问题"（当代医学对其有很多种叫法——细胞记忆、无意识、潜意识等）是健康的控制机制。它们能产生有害的能量频率，产生压力。

"治疗密码"能治疗这些有害的细胞记忆，从那些有害的情绪、信念、态度和想法都得到了有效治疗这一点上就能体现出来。

这些信息怎么能整合在一起呢？"内心问题"（秘密3）产生有害的能量频率（秘密2）。有害的能量频率又产生压力（秘密1）。而压力则是所有身体及精神问题的唯一根源（秘密1）。

所以如果你能治疗"内心问题"，你就能治好生活中的任何问题。而"治疗密码"则可以治疗细胞记忆。还记得威廉·提勒的话吗？——"未来医学将建立在控制身体中能量的基础之上。"而"治疗密码"就实现了这一预测，它是一个量子物理治疗系统，能找出并治愈体内的有害能量频率。

了解"内心问题"控制着我们的健康这一点非常重要，但至此谜团还未完全解开。"太好了，我们知道了细胞记忆的存在，但怎么才能找到它们、治疗它们？它们到底在哪儿？"

这就将我们引向了秘密4……

第四章

秘密4
人体硬盘

你电脑中的硬盘是所有数据存储的地方。实际上，你能将电脑使用到多大程度，完全取决于你硬盘的容量有多大。你所有的文档、邮件等等都储存在那里。甚至你不小心误删了一个文档，如果拿到一个电脑高手那里，用正确的工具和方法也是可以恢复的。

在人体这台"电脑"里，所有发生在你身上的事都会被以记忆的形式存储。这类似于一种新手心理。即使你对此完全不记得，即使在它发生时你完全没印象，因为你的注意力放在其他地方，它也仍会被记录下来。对此有许多档案记载，当人们被催眠或在进行脑部手术时，大脑中的特定区域受到刺激，会想起可以追溯到胎儿时期的事情。而这些事很久很久都没出现在意识中了，甚至从未出现过。

我们拥有的所有这些记忆——包括发生在我们身上的每一件事——超过90%都会被归为无意识记忆或潜意识记忆，也就是说，它们很难被想起来，甚至完全不可能被想起来。这些记忆包括你的出生、初浴、蹒跚学步、将妈妈摆在桌上的花瓶碰倒摔碎等等。有大约10%的记忆才是有意识记忆，也就是说我们如果去想，是可以回想起来的。这些不仅仅包括今天的午饭吃了哪些菜，还包括我的十年级生日聚会、我第一次拿到驾照、我的第一次约会、和妻子举行婚礼、我的孩子降生等这样的事。

水面之下的90%

在心理学领域，有意识记忆和无意识记忆的关系常被形容为一座冰山，就如你在下图中所见。冰山代表的是我们100%的记忆。水面之上的10%代表了有意识记忆，而在水面之下的90%代表的是无意识记忆或潜意识记忆。

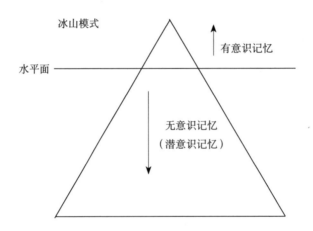

本书为了方便起见，将无意识记忆和潜意识记忆统称为"心"。但我相信，这个"心"其实是我们的无意识记忆+我们的良知+我们的灵魂。

记忆——它们在哪儿？是何物？

我们已经说过，过去的科学认为这些记忆是储存在我们的大脑中的。而最新的研究似乎表明，这些记忆其实储存在我们全身的细胞中。这些记忆并非血肉，它们在我们的细胞中以一种能量的形式存储，这就是为什么我们在体内的任何器官中都找不到它们——因为它们根本不是以身体器官的形式存在的。还记得在秘密2中爱因斯坦用 $E=mc^2$ 这个公式来证明所有物质都可以转化为能量吗？没错，那也包括我们的记忆。记忆的实质是一种能量形式，但实际表现形式却是一张图像。

皮尔斯·霍华德博士在其著作《大脑使用者手册》（*The Owner's Manual for the Brain*）中说，除非天生双目失明，否则记忆中的所有数据都是以图像的形式储存。这些记忆被回想起来的时候也是以图像的形式出现。

瑞驰·格列博士在他的《转变》（*Transformation*）一书中也断言所有的记忆都是以图像的形式储存，而且身体能量场的损坏可以追溯到一张有害的图像。格列博士还说，对有害图像的治疗可以对身体产生永久的治疗效果。理解这一点，对治疗秘密3中讨论的细胞记忆十分重要。

南加州大学神经学系主任、医学博士安东尼奥·达玛西奥说："这种在内心显示图像并将图像进行有序排列的能力是一种叫作'思考'的过程……无图化的思考是不可能的……人类的思考都是图像化的。"

布鲁斯·利普顿博士更进一步地将人体比作一台照相机。无论环境信号是什么，它都通过镜头来进行抓取。当照相机"看见"某些东西时，镜头会将其抓取并传导至胶片，然后你就得到了一张图像。无论周围环境有什么东西，照相机总能制作一张这样的拷贝。

"事实是，从生物学的角度来说这是一回事。细胞就像一个照相机，无论环境里有什么东西，细胞膜都像一个镜头，将其抓取成像并发送到细胞核处，那里是数据库的所在，也是图像的储存之地。"

"底线是，当你睁开眼时，看到的图像是什么？"

关键的一点是，你看到的外在的东西，或者你以为自己看到的，基本上取决于你内在是怎样设定的。

有害的能量是以图像的形式存储的

所有的数据，所有发生在我们身上的事，都会被编码成细胞记忆的形式。其中一些会包含有害的、错误的想法，这会导致身体出现不该出现的压力反应，进而会关闭免疫系统，导致身体出现各种各样的疾病。这些细胞记忆的实质就是身体内一种有害的能量形式。这些能量实际上是以图像的形式储存在体内的，它们被回想起时也是以图像的形式。

举个非常简单的例子。稍微休息片刻，然后咱们做一个小测验。当你想到圣诞节时，会想起什么？是不是会想起某一次或几次圣诞节的某些片段？你是以什么方式想起来的？你看到什么东西了吗？你是不是在脑中看见了人们的笑脸、硕大的圣诞树和成堆的圣诞礼物？

再来试试别的。当你想到失望时，你会想到什么？难道不会想到生活中一些令人失望的事情吗？你是以什么方式想起来的？你看见它们了吗？即使你脑中没有出现一幅完整的画面，通常也会想起并能描述出色彩、形状、物体或其他视觉元素。实际上，如果脑中不能成像，那我们什么事都做不了。在做任何事之前我们都会先在脑中成像，无论是泡一杯咖啡、去卧室休息或是制订某项计划，都是如此。每个想法的实质都是一张图像，那么图像的实质又是什么呢？是肌肉、组织、骨头或血液吗？不，记忆和图像的实质是一种能量频率。图像是"心"的语言。

这个小小的测试只是为了让你从有意识或无意识中回想出某些记忆。是的，你看到了这些图像，但有没有同时也感受到一些什么？当你想到圣诞节时，是否觉得高兴？你是不是都没意识到自己的嘴角可能正在上扬？你是否回想起了生命中一段美妙、温暖的时光？你是否仿佛闻到了煎锅里吱吱作响的培根冒出的香味？是否闻到了松树的清香、蛋奶酒或肉桂的香气？当你回想那些令人失望的记忆时，是否也感受到了胸口有些发紧，或有点儿不舒服？

根据心能研究所的研究，如果你长时间集中精力持续回想那些痛苦的记忆、悲伤的记忆、沮丧的记忆、愤怒的记忆，你的情绪不仅仅会变糟，而且身体也会开始进入压力反应状态（我们在秘密1里讲过）。假以时日，你就会生病。

水面以下的问题

在你的意识中，你可以选择要不要去想那些好的、快乐的、健康的事情及记忆，但在无意识中，你却无法选择要去想什么，因为你的无意识可以自己做主自己行动。无意识的运行方式主要靠联想，所以当你想到圣诞节时，如果你有一些关于圣诞节的非常负面的记忆，那你的无意识就会触发其中一段负面记忆，而你就会开始感到不舒服，却不知道为什么会这样。这种事经常发生。

我每天都会听到有人说类似的话："我为鸡毛蒜皮的小事都会发怒，我也不知道为什么，但很长一段时间以来都是如此。"或者："我就是觉得难过，我也不知道怎么回事，不知道原因。"或者："我工作上搞砸了，还正赶上我要被提拔的时候，不知怎么我就成了自己最大的敌人。"这些事情发生的原因就是你有一些无意识的记忆被触发了，而你感受到了那些原始记忆中携带的情绪。显然，这会导致你的生活出问题。我们在秘密5中会继续探讨这个话题。

在秘密4中，一个最重要的事实是，所有发生在你身上的事都被记录下来了。其中一些你可以接触到，我们管这叫有意识记忆；而另外一些你无法接触到，我们管这叫无意识记忆或潜意识记忆。这些记忆被编码成图像的形式，而会使身体进入压力反应状态的图像则包含了一些错误的信念。正如利普顿博士所说，一个错误的信念"会让我们在不该恐惧的时候恐惧"。

所以，如果你也和那些人一样，许多年来一直难解心头的这些疑惑——"为什么我总在不该生气的时候生气？为什么我在减肥期不该吃东西的时候却吃了？为什么我会在我不愿想起某事的时候却偏偏想起它来？我要想起那些好的、健康的、积极的事情！为什么我似乎无法解决这个涉及我的想法、感受和行为的问题？"问题就出在你的"硬盘"上。

为人体硬盘整理碎片

在人体硬盘中储存着的细胞记忆，也一样会受到文件碎片的困扰。"治疗密码"就是一种为人体硬盘清理碎片的方法，既不用心理咨询治疗，也无须开刀用药。其实它一直存在于人体的系统内，只是直到2001年才被发现。它并非针灸、手印[1]、脉轮[2]、瑜伽或其他任何类似的疗法，而是一项全新的发现，它的效果经过了主流医学测试的肯定（在秘密1中已谈及）。

因为无论你体内有什么问题，在这一刻它都是以图像、以一种能量的形式存在的，所以能治疗它们的唯一方法就是用另一种能量形式。还记得秘密2中说到的这些名言吗？

---

1 手印（梵文mudra，藏文phyag-rgya），又称为印契，现常指密教在修法时，修行者双手与手指所结的各种姿势。佛教认为，佛菩萨及本尊的手印，象征其特殊的愿力与因缘，因此我们与其结相同的手印时，会产生特殊的身体的力量和意念的力量。——译者注
2 脉轮，chakras，音译为"查克拉"，意指"圆"、"轮子"，是指分布在人体中的7个能量中枢，分别为头顶、眉间、喉头、胸口中央、肚脐附近、下腹部和尾骨。印度哲学认为脉轮存在于身体中，掌管身心运作。——译者注

"未来医学将建立在控制身体中能量的基础之上。"

——威廉·提勒博士，诺贝尔奖得主

"身体化学由量子细胞场管控。"

——默里·戈尔曼教授，诺贝尔奖得主，美国

"通过评估能量场，就能诊断和预防疾病。"

——乔治·克赖尔，医学博士，克利夫兰诊所创始人，1864~1943

当你做"治疗密码"时，它会治好有害频率并促使细胞记忆中的有害想法得到矫正。也就是说，"治疗密码"既治疗细胞记忆，又治疗有害的能量频率，同时还会让我们不再惧怕那些本就不存在也无须惧怕的东西。然后我们就等于治愈了各种疾病与问题的根源。于是，我们也完成了对人体硬盘进行碎片整理。我们治愈了记忆。这就是"治疗密码"的能力，也是我们将其视为一种革命性疗法的原因。此前我们完全做不到这样。一套"治疗密码"的平均用时是6分钟，所以做起来并不难，也不需要花太长时间。你甚至可以躺在床上或躺椅上做。我们还听说有人在外卖窗口等汉堡的时候就做完了。我们并不提倡这样，只是想告诉你它就是如此简单易行。

实际上，马克·维克多·汉森——《心灵鸡汤》丛书的作者之一，曾公开站出来表示他相信"治疗密码"可能会成为美国医疗问题的一种解决之道。他跟我们说，他认为我们推广"治疗密码"的最大障碍就是它实在太简单了。过于简单就会让人们不相信它真的能给生活带来如此意义重大的变化。

两周前，我十几岁的儿子患了流感。他觉得很难受，我让他自行去做"治疗密码"。几个小时后他就觉得完全康复了。班的女儿从7岁开始就在做

"治疗密码"了，完全无须任何协助。所以，它就是这样简单。

让我们再回顾一下目前所说的秘密吧：

秘密1：压力是所有疾病的根源。

秘密2：万物皆能量。

秘密3："内心问题"控制着健康。

现在你就知道了秘密4：所有记忆都是一种能量，它们以图像的形式储存和调出，其中90%都是无意识记忆。

所以，赶快整理你体内的硬盘，并由此改善你的生活吧！无论是不是使用"治疗密码"，只要你想要一种持久稳定的效果，就得赶快找到一种方法来治疗这些致病的细胞记忆，这些"内心问题"。

第五章

秘密5
你的"杀毒程序"可能会致病

几乎所有人的电脑上都会装杀毒程序，人体硬盘也是如此，有意识和无意识也是如此，尤其是我称之为"心"（无意识＋良知＋灵魂）的东西也是如此。我们生来身上就自带一套杀毒程序，保护我们避免遭遇那些会令人受伤的事，以此保护我们不受身体及精神上的伤害。随着越来越多不好的事情发生，程序就会加入越来越多的"病毒定义"，就像你电脑的杀毒程序在新病毒出现时所做的事一样。

人体硬盘上的这个杀毒程序是一个刺激——反应机制。基本上，我们是靠本能来寻找快乐、回避痛苦。而随着我们在生活中不断学习，这个程序也会纳入越来越多的定义和区分标准。对于孩子来说，并不像成人那样有较强的逻辑分析能力，所以他们会更多地建立一个痛苦/快乐的原则。如果一个小孩看到大人非常友善，温言软语，脸上挂着微笑，他会觉得很开心，也就更容易被这个大人吸引。如果你给一个小孩冰激凌尝尝，你会从他脸上的表情中读出："这是什么？我还想吃！"我们都有类似的早期记忆。反过来也成立，不管是没得到快乐的那种痛苦（就像得不到冰激凌）还是真正的疼痛（就像摸到了滚烫的锅），都是如此。孩子们会从这些快乐或痛苦的经验中学习，在寻找或避免什么东西的时候发挥作用。

但作为成人，我们知道孩子们的这种反应有时是不讲逻辑的。孩子会不断寻找让自己快乐的东西——冰激凌或糖果——直到最后因此生病。或者他们会因为太想避免痛苦而无法享受生活，仅仅是因为对一只咬过他们的虫子心生恐惧。作为成人，我们也应意识到自身的反应并不都是有逻辑可言的。也许我们没注意到的是，在很多事上，我们采取行动时也都依照一个刺激——反应——寻找快乐的回避痛苦的机制。

我们反应背后的秘密根源

我们无法轻易分辨出自己的举动其实是一种反应的原因在于，我们也许完全没意识到激发这种反应的东西是什么。刺激物通常都是记忆，但我们的记忆银行（硬盘）里却有3种类型的记忆，是我们也许没办法想起来的。即使想起来，我们的反应也不见得是有逻辑的。

继承记忆、先语言和先逻辑思维记忆、创伤记忆共同组成一个刺激——反应保护程序的思想体系。

首先，我们来看看这3种类型的记忆。

继承记忆

我们都会从父母那里继承细胞记忆，这有点儿像接受器官移植的患者会继承捐献者的细胞记忆一样。我（班）相信这些细胞记忆都已编码在每个细胞的DNA当中。当精子和卵子结合时，它们共同创造出一个细胞，这是一个美妙而神奇的产物，让男人和女人形成了和谐统一。这可以说是一种生理过程，又不是生理过程。让我们以小约翰为例，小约翰得到了继承自父母的基因，因此拥有了母亲的眼睛和父亲的下巴，而与此同时却也接收了来自父母的细胞记忆。

那么，现在用一点儿逻辑推理就可以知道这个过程也同样发生在约翰的父母身上，在他们还处于孕育之中的时候。所以，这是否意味着这个还是单细胞的小约翰也继承了来自祖父母，甚至是生活在南北战争前的曾曾曾祖父母的细胞记忆呢？当然了。实际上，我（班）个人认为，这些细胞记忆只通过白细胞的基因来传递。现在，这个单细胞的小约翰已经具备了所有的生长条件，直到某一天会长成一个25岁的仪表堂堂的青年，迈入婚姻殿堂。这从生理上来讲很好联想，但是如果说到细胞记忆，恐怕就没那么好理解了。

这些继承的细胞记忆有好的、坏的，当然，也有丑陋的，还有一些中性的。所以，对于你心中的那个难以解答的问题，答案是"是的"。你曾曾曾祖母的细胞记忆可以在你体内被重新触发，导致不该有的想法、感受、行为以及生理压力。

别灰心。如果你觉得自己的精神池塘有些浑浊，好像不再独属于自己，而选择权和控制权似乎也从手中溜走的话，其实还是有希望的！继承细胞记忆就像其他记忆一样，是可以通过"治疗密码"治愈的，稍后我们会详细说明。我必须要说，如果不用"治疗密码"，这个问题会变成一个棘手的，甚至无法解决的难题。一个人的想法、信念和行为竟然可以发源于某些今生没有的东西，这个事实往好了说会让人感到恼怒，往严重了说可以让人绝望，甚至生病。我们相信这正是心理咨询和治疗这些年来对相当一部分人不起作用的原因之一。你无法解决一个你压根儿不知道它存在的问题。幸运的是，我们已经研究出一种测试可以找到这些记忆，即使你根本不记得它们。

先语言和先逻辑思维记忆

在能非常理性地思考或流畅地讲话之前，我们的人生中其实已经发生过许多事。所有这些记忆都被记录下来，就像其他记忆一样，但记录方式却是由当时我们的理性思维水平决定的。

事实上，在我们人生的头 6 年，我们生活在一种被称为"δ 脑电波和 θ 脑电波"的状态中。意思是此时发生在我们身上的事都被直接硬生生地写入我们的脑子，而没有经过更理性的意识的判断，这种理性是我们后来才有的。

如果一个婴儿半夜醒来，感觉自己的尿布又湿又冷又脏，他就会想要放开嗓门儿大声哭喊，以便摆脱这种难受的感觉。但如果每次他醒来后他母亲都会很粗暴很愤怒地对他，甚至打他，那过了一阵之后这个婴儿就会想要避免被这样粗暴地对待。他不会知道妈妈有多辛苦，多筋疲力尽，多郁闷沮丧，因为他太幼小了，还不懂这些词，也没有这些概念。他只知道如果自己回避了一种痛苦（脏掉的尿布），他就会经历另一种痛苦（愤怒的母亲）。他也会感到自己有权利舒爽干净，有权利被妈妈好好对待，但他并不懂妈妈的这些情绪，因为他还没有相关的语言和概念。所有这些困惑都会被储存为一种先语言记忆，也许在每次他想要得到身体上的满足时，每次他想要从女人那里得到幸福和爱时，甚至每次他午夜梦醒时，这些记忆就会被引发，尤其在他一遍又一遍地重复经历那种负面的事情之后。

关于"冰棒"的记忆

我曾有一位患者，智商高达 180，常青藤名校荣誉毕业，在华尔街闯出了一片天地。她说自己没有健康问题，但却有事业方面的问题："我在事业上似乎总是自毁前程。所有人都说我会成为在华尔街举足轻重的人，但每次当我有机会接近这个目标的时候，就会莫名其妙自己搞砸。"她在做"治疗密码"的过程中发现，这一切都可以追溯到她五六岁时的一段记忆。当时正值酷暑，她妈妈给了她姐姐一个冰棒，却没有给她。

你也许在等接下来的故事：冰棒飞过来砸到她脸上，她向后跌倒磕破了头，被送到急诊室……但不是这样——这一切都没发生。刚才说的已是完整的故事了：妈妈给了姐姐冰棒，但却没给她。实际上，妈妈甚至还说："你姐姐好好地吃了午饭。等你什么时候也能好好地吃一顿饭，我就也给你一根冰棒。"所以，她妈妈做错了什么吗？当然没有。但关于这件事的记忆却透过她的眼睛和心灵，以一个5岁孩童的理智水平被"编码入库"——要知道，她当时正处于"δ脑电波和θ脑电波"状态。而这个记忆就是这样被保存下来的，它连同一个5岁孩子的理智，被硬生生地写入了无意识中。它会一直如此，直到能被什么东西改变或治愈。

这些先语言记忆和先逻辑思维记忆真的可以成为我们人生中的伯格布[1]（这是个临床医疗术语）。类似这样的记忆有成千上万之多。我们对世界的认识有多少是在人生最初的三五年里进行的呢？数不胜数。它们被我们以幼稚的双眼观察到，并被我们以当时那个年纪的理智水平"编码"记忆。而这些记忆都是在"δ脑电波和θ脑电波"状态下被存储的，并没有被更高水平的理智解读过。

而当这些记忆被重新触发时，它们依然处于5个月或5岁大时的状态，而不是以30岁的理智去思考过的样子。

---

1 伯格布（Bugaboo），意思是吓人的东西，也可理解为梦魇。——译者注

创伤记忆

创伤记忆，当然是在创伤发生时被记录下来的。我们也会继承创伤记忆。

关于创伤记忆，一个有趣的事实是，当我们经历创伤时，即使是一个很小的创伤，我们的理性思考能力也会降到很低的水平。为什么？因为我们受到了某种程度的惊吓。如果你见过震惊中的人们（即使只是电视剧中的场景），你也会发现他们已经说不出话，不知身在何处，甚至已经完全搞不清楚状况了。下面我来解释一下在这个创伤的过程中发生了什么。大约4年前，我收到一张超速罚单，我不想扣分，于是决定重回驾校上课。那天晚上，教课的州警先是对我们表示欢迎，然后进行了一个很短的演讲，但其中一些话我至今仍清楚记得。他说，在正常的夜间行驶中，如果你与前车保持一定距离，此时一只动物突然蹿到前车跟前，前车踩了急刹车，此时你没有时间去想："啊，前面那辆车正在刹车，我最好把脚从油门上移开，踩到刹车上，否则我就会与前车追尾了。"可见你并没有充足的时间光靠想来避免一场事故。不过，州警说，幸运的是我们体内有一种机制可以自动进行这一切。当你看到前车的刹车灯亮起，信号会绕过你大脑中负责逻辑分析的部分，直接进入负责反应的部分。这部分大脑会立即给出反应的指令，这比你去想要快得多，它会让你把脚踩在刹车上，避免事故发生。

我不知道那位州警是不是上过心理学课，但他的话无疑是正确的。这和我们储存在头脑中的"创伤"十分相似。上面举的那个例子中，小女孩的妈妈没给她冰棒——那件事对她来说绝对是一个创伤。也许作为旁观者我们觉得没什么道理，毕竟她妈妈没做错什么，既没冲她高声叫喊，也没举手打人，说实在的，她也没因此无家可归、流离失所……没有一件我们通常认为是创伤的事情发生。

真正发生的、被一个5岁孩子的理智所理解并记住的事情是："妈妈给我姐姐冰棒，却不给我。这就是说她喜欢姐姐胜过我，这一定是因为我什么地方有问题。所以，如果我和其他人在一起时，他们也不会爱我，因为他们也会发现我身上有什么地方不对劲。"这演变成了一种深层的感觉，也成了一个自我实现的预言。换句话说，它变成了"硬盘"里的一个程序。"我不会被爱，我也不会成功，因为我自身有问题。"猜猜怎么样？她一直就是在这种想法中度过的，直到最后通过"治疗密码"将那段记忆治愈了。

当患者治好了这段关于冰棒的记忆之后，她终于如愿以偿获得晋升，而且也的确开始成为华尔街"举足轻重的人"。而她与母亲的关系，那种不知为何总是十分紧张的关系也缓和了，现在母女俩走得很近。她的生活发生了翻天覆地的变化，再也没有什么阻碍她了。

对她来讲，那段关于冰棒的记忆就曾是一种创伤，至少对当时年仅5岁的她来讲是这样的。此后，她生活中发生的所有事都和这段记忆有关，她的感受、想法、行为全都以这个创伤为基础。那么，到底是什么事和这段关于冰棒的记忆有关，最后重新触发了它呢？——和其他人的相处；人际关系、关乎成功或失败的想法或对话、值得或不值得；所有形式的竞争；食物或饮品；向任何人索要任何东西。事实上，对她来说很难找到一件与之完全无关的事。当一段创伤记忆被触发时，之后发生的事情会正如那位州警所说：它会绕过逻辑思维，直接让你做出反应。

当无意识接管后

这个过程叫什么？叫压力反应！这就是利普顿博士在解释为什么人们会无端害怕时所谈到的。是它，让我们无法做出正常的表现；是它，妨碍我们在恋爱关系中心想事成；是它，关闭了我们的细胞，最终导致了健康问题的出现。

无论何时，一旦创伤记忆被重新触发，我们的意识及思考就被直接绕过了，而无意识就开始运行，做它要做的事，其中通常包括触发身体的压力反应。这就是为什么有许多次我们所说的或所做的都和真正想要的不一致，而且一而再再而三地这样，让我们自己都觉得奇怪。

这些记忆——继承记忆、先语言和先逻辑思维记忆和创伤记忆——变成了一种刺激——反应式的保护性信念体系。

这个体系具有保护性。什么意思呢？就是说大脑会用这些记忆来保护孩童，让他们能顺顺利利地长大成人。正如你可能猜到的那样，因为这是一个保护系统，所以关于痛苦的记忆会在身体的控制系统中处于较优先的位置。无论何时，一旦这段先语言、创伤或继承记忆是痛苦记忆，且又被我们所处环境中的某些东西刺激到了，那我们的逻辑思维就会减弱，身体就会重新经历这段记忆中的状态。但是，这样的记忆是被什么触发的呢？

有一年夏天，我最小的儿子乔治刚一岁左右，我们遭遇了一场前所未有的暴风雨。每小时70英里的狂风将许多东西卷离地面飞到空中，我们院子里所有没拴住的东西都被吹跑了。一些树枝被闪电击中烧焦掉在地上。冰雹倾泻而下，周遭电闪雷鸣——这是那种连大人都会心生恐惧的风暴。而最惨的是，我们正好被风暴截在路上。最后好不容易回到房子里时，一道闪电劈坏了发电机，导致整座房子突然停电。也就是说，这个本来能让我们感到安全的地方也没带来什么安全感，尤其对乔治来说，他吓坏了，这场风暴对他造成了创伤，而这正是一个一岁的孩子的头脑应该做出的反应。为什么呢？因为那样他就不会待在外面的这场（或下一场）风暴中以至于受伤。这种创伤让他恐惧，这样他就会赶快躲到安全的地方。等风暴过去后，这次经历就会作为创伤记忆被储存下来，这样乔治就会在下场风暴来临时及时逃脱，避免受到伤害。

在此后至少一年半的时间里，如果天上有云的话，乔治就会害怕，有时甚至会哭。如果风刮得大一些，如果下雨，如果有一道闪电的话——你懂我的意思。如果一年半以前带给乔治创伤的那场风暴，哪怕是一丝一毫又重演，都会让乔治开始哭闹喊叫。那么，基于现在的天气状况判断的话，这样的反应符合逻辑吗？合理吗？当然不合理，但乔治仍然会感受到他一岁时在那场风暴中的感受。

这就是这个保护程序系统起作用的方式。每当我们现在所处的环境中有事发生，而且这种事还会让大脑联想到创伤，那么，原始的创伤就会被重新触发。我们的头脑是靠联想来运转的，尤其是无意识状态更是如此。

我告诉了你一个世界上几乎没人知道的大秘密。当你发现自己所做非所想，所思非所欲，所感非所求时，就说明你有一段记忆被重新触发了。而你的保护程序系统会认定你现在所处的环境与创伤有关联，很可能与你自己的"冰棒记忆"有关联。

内心只懂"现在时"

这些就是你的"内心问题"——对于你的内心来说，它们不是过去，而是现在正在发生的事。你的内心360度环绕着强烈的"现在时"，一直如此。所以每当一段痛苦或快乐的记忆被重新触发时，你所面对的并非10年、20年或30年前发生的事情，而是现在正在发生的、迫在眉睫的事情。这就是你心里的感觉吗？是的，没错！唯一不合理的地方在于，这事和你现在的处境或状态格格不入，所以你会陷入迷惑和矛盾之中。你所感受到的情绪很强大，需要引起注意，但是却似乎和你现在的生活不搭边。

当面对这样的情况时，通常发生的事就是我们会理性地说服自己，免得发疯。我们会把这种感觉往现在发生的事情上套，虽然还是觉得不对，但最起码比其他做法更合理。那个关于冰棒的故事中的女士完全搞不明白为什么她总是自毁前程。她将这些归咎于自己不够果断自信，所以她参加了培训课程，可是不管用。她认为肯定有其他原因——"是不是因为我是女性？""是不是我的性格有些问题？"她一直在不停地寻找原因来解释为什么她总是阻止自己成功。

当我们这么做的时候，新的问题就产生了。我们给现在的生活中一个本不是问题的事情强加罪名，最后将其变成了问题。而最糟糕的是，我们现在相信的是一个谎言，这会成为此后所有问题的根源。也正是它，将所有"内心问题"变成了问题。

关于这个秘密的最后一点是，你的这个保护程序实际上是一个信念体系。这个信念体系，在你成长到6岁、8岁或10岁时，就已储存了无数编码过的信念，这些信念都是以你的记忆为基础，几乎涵盖了所有你能想到的方面：父母、各类关系、自身、陌生人有多危险、自己都擅长什么事、今后会不会成功或失败、是不是一个好人、有没有价值、安不安全、需不需要担惊受怕、人生能不能充满爱、欢乐与平安等等。

这个保护性的信念体系会对我们的生活方式产生巨大影响，为什么呢？因为它并非以理智为基础。

被绕过的逻辑思维

当这些创伤记忆出现时，大脑中理性的部分会被绕过，而情感的、疼痛反应、压力反应的部分会参与进来。当这些记忆被重新触发之后，我们的意识、理性思维要么被关闭，要么被大大削弱。所以不管我们是20岁、40岁或是60岁，当5岁时留下的那个"冰棒记忆"被如今发生的事情重新触发时，我们都不能很理性地应对这种情况了。这每天都会发生在许多人身上。我们那种逻辑思维能力、分析能力、判断能力以及采取必要行动的能力都会被关闭或大大削弱。有许多无法过上想要的生活的人都处于这种持续困惑当中。这种困惑的产生是由于他们的逻辑思维、理性思维被关闭或减弱，因为那些旧的创伤记忆总是一直不停地被现今的环境重新触发。这些记忆以及这个记忆信念体系已经成为了"人体硬盘"上的应用程序。其中痛苦记忆要比其他类型的记忆获得更大的优先权，这主要是为了保护我们，让我们能够存活下去，顺利成长。

当这个最初带来痛苦的事件发生时，受伤越深，释放的肾上腺素就越多，以后能被认为是相似状况的选择范围也就越大。换句话说，创伤越大，事后能引发联想的情况越多，它也就越容易被重新触发。

举个例子，我有一位患者，他有一段陈年的创伤记忆总是不断被触发，在寻找原因时我们发现了一个很有意思的触发点。当这个创伤发生时，现场有个人戴了一条黄色的领带。这和创伤其实本无任何关系，那人只是碰巧戴了一条黄色领带而已。此后，那段创伤记忆仍然在影响着这位患者，每次一见到黄色，他就会觉得恐惧、焦虑、抑郁、困惑，恨不得找个地方躲起来或是想找个人打一顿来发泄。你可以想象一下，每天他得看到黄色多少次。早上打开衣柜的时候，看交通灯的时候，贴黄色便笺的时候……他到处都能看到黄色。像这样的颜色，你一天中看不到它的时间不会超过一个小时。那个创伤太强大了，以至于让这位患者的头脑决定，任何与这种痛苦的经历相类似的事，哪怕只是有一点点相似，都要触发这种记忆来让他有所警觉，因为如果这样的事再发生一次，他很可能就活不下来了。

这是头脑的一种过度反应。这个案例可以说明，杀毒程序会致病。但是，类似于这种黄色领带的情况并不罕见，反而在时时发生。我相信在我们当中有许多人都有这种情况，我们甚至都不知道它发生了，当然，也不知道为什么我们会有那样的感觉或做出那样的事。

找到隐藏的记忆——用没有痛苦的方式

说到治疗这些记忆，要怎么做呢？传统的方式是通过谈话。但我认为没用，而且科学界和心理学界的不少最新研究都表明，谈论这些记忆极少能产生治愈效果，反而常常会让情况变得更糟。何况有许多记忆都是无意识的。

大多数人的做法是，不管是不是他们能想到的记忆，都会学着去面对它。我有一位患者打来电话对我说："我的生活都毁了，我打给你，因为你是我最后的希望。我有个朋友用你的疗法治好了一些身体上的问题。"她接着说，"但我觉得可能对我没效果。3年前我被人强暴了，从那开始我就一直在接受心理咨询治疗。在出事之前我很健康也很幸福，但如今我大把地吃着药，还总生病。我就快失去我的丈夫和孩子了，因为我要离婚，很多时候我无法忍受待在别人身边。我需要付出爱也得到爱，但我做不到，即使对我的孩子也这样。"这位患者3年来一直在和受过训练的专业医生谈论着这段记忆。我绝不是说医生们哪里做错了，我只是说用如此直接的方法对待创伤大多不会管用。因为对这种事情来讲，这些方法没有那么大的治疗能力。

为什么？因为我们的创伤记忆会受到头脑的保护，是不允许被治疗的。我再说一次：我们的创伤记忆——许多这样的继承记忆、先语言记忆和创伤记忆——其实都被我们的无意识保护着，无法治愈。那到底为什么要保护呢？答案很简单。之所以无意识坚决不允许这些记忆被治疗，是因为无意识会认为，要是治疗那些记忆的话会带来不安全因素，因为那些记忆存在的目的就是为了保护本人不再受伤害。

对于上面那位被强暴记忆困扰的女士，专业人士已经试过了几乎所有方法，但就是不起作用。相反，她还马上要失去所有对她重要的事了，包括她的健康和家庭。然后她开始做"治疗密码"，在一周多的时间里，这个记忆就被治愈了。最开始我给她一份"治疗密码"方案时她根本就不想做，她认为肯定没用，而且显得很傻，方法也太简单。但她最后还是做了。3天后她打给我说，没效果。我又给她一份针对这个问题的"治疗密码"，3天过后她又打给我说：没变化，一切还和从前一样。我告诉她："你在做'治疗密码'的时候不要去想着那个记忆，但如果有变化，你会知道的，到时告诉我就好。这不是心理咨询和治疗，我们压根儿就不希望你想着这些事情。'治疗密码'会自动治好它们的。"当天晚些时候她又打来，电话那头已经泣不成声，甚至因为哭得太凶都有点儿喘不上来气。等她终于能说出话来时，她说的只有："变了，变了，变了！"

等她平静下来后，我说："我想你说的是那段记忆有变化了。"她说："是的，有变化了。"我问她有什么变化，她说："今天早上我在做'治疗密码'时，突然间那段关于强暴的记忆就浮现在脑海中。第一次，我看着那个强暴我的男人，感到了一种宽恕。而所有的愤怒、苦痛和怨恨都消失了，取而代之的是原谅和同情。"所以，这段记忆彻底被治愈了。后来，她与丈夫和好如初，自身的健康问题也好了，药也停了，据我所知此后的日子过得非常好，幸福快乐直到今日。

她的无意识之所以这么强烈地抗拒这段记忆被治疗，正因为对她来说这件事太痛苦，如果再发生一次她可能就活不下去了。她也许会自杀，也可能患上不治之症。

偷偷绕过拒绝和欺骗

如果头脑拒绝治疗这些记忆，你该怎么办呢？对5岁的小女孩来说，冰棒事件的严重程度基本等同于强暴对于那位成年女士的严重程度。有人会说："洛伊德，你傻了吗？冰棒事件怎么能和强暴相提并论呢？"那是因为这段记忆被储存时是以一个5岁孩子的视角和理智去看的，所以孩子当时的想法也成了记忆的一部分——"我不被爱，肯定是自身有问题，将来我和其他人在一起时，他们也不会爱我。因为我自身有问题，我总会遭遇失败。"这些想法对那个已长大成人的女人的伤害，与强暴对那个成年女人伤害的程度是一样的。

这是两件截然不同的事，一件我们会认为是创伤，另一件则不会。但是它们都被编码为创伤而保存了下来。头脑拒绝对它们进行治疗，因为这些记忆能保护这两个女人，不让这种事再次发生。

最后，关于这个秘密我还要说一件重要的事：当这些记忆被重新触发时——这些保护性的刺激——反应记忆——我们会倾向于把这种情绪上的变化与现实环境中的事情联系起来。举例来说，那个冰棒记忆中的女主角尽管在打来电话时说"我总会用某种方式自毁前程"，但她却会列出一大堆别人对她不好的地方，认为那是她没法获得成功的原因。在内心深处她知道这并非实情，但当时她总是有很好的理由："他们对我不够好……他们给我的活儿太多了……那个人从第一天起就跟我不对付……"其实她自己也没什么确切的证据来证明这些推断。

那位被强暴的女士也在做相同的事："我和丈夫再也恩爱不起来了，因为他不会真正告诉我他现在是怎么看我的。"我和她丈夫聊过，其实他对她一如往昔。在他眼中，自己的妻子遭遇过一件很可怕的事情，但他想要将这些都抛诸脑后，继续和她恩爱如昔。但对那位女士来说，她笃信丈夫看待自己和以前不一样了。她认为丈夫将她看成一个肮脏的、被玷污的女人，再也不想与她有任何关系了。这些想法其实都不是来自现实生活，而是来自她关于强暴的记忆，只是她硬是把它怪在了她丈夫的头上。换句话说，这两位女士都从现实生活中找原因，把自己的反应归罪于此，但其实它们恰恰来自3年前，甚至是25或30年前的记忆。

让我们复习一下秘密5：

继承记忆、先语言和先逻辑思维记忆、创伤记忆共同形成了一个"刺激——反应"式的保护性信念体系。

这个"刺激——反应"系统只有在现实中出现与创伤记忆相类似的情况时才会被触发。至于什么是类似情况，这个定义的范围有多广，都取决于那个原始的细胞记忆曾带来多大的伤痛。

这个"刺激——反应"系统被触发后，本人就会相当于重新经历一次那个原始的伤害事件，那时的想法、感受甚至当时的行为都很有可能重新出现。对于那个遭强暴的受害者来说，她就会感到和从前一样的愤怒、恐惧等等。她甚至还会出现当时的思维模式："这太吓人了，太可怕了，我现在很危险……"她也会有类似的行为："我要逃出这里……我要反抗，逃出这儿！"而她本人会试图将这些反应都与现实生活中的情况联系起来，即使并没有任何道理可言。她会找一个借口，甚至不惜歪曲事实，这样她就能将自己的这些反应怪到那些事上面。甚至她身边的所有人都知道她的反应毫无道理，甚至她自己也清楚，但她还是会这么做，因为她不知道它是从哪儿来的。她不知道这些强大的感受、冲动来自早期的记忆，或者说，就算她知道，她也不知道是哪段记忆。人总是需要找到一个解释的，否则就会疯掉，或者说至少感觉自己会疯掉。

换句话说，如果你的"杀毒程序"让你躲避严重的暴风雨，那它的运行算是正常有效的。如果它让你在晴朗的天气里，只因为头顶飘来几朵云就吓得跑回屋里，那这个程序就应该重新调一调了。

　　这就是为什么那么多人花上大把大把的时间和钞票去重新"修改错误的程序"，以便能过上渴求已久的正常生活。但如果只着眼于改变症状的话，那这个愿望就永远不可能实现。必须找到根源，而根源只有一个——内心问题。

第六章

秘密6
我相信！

在上一章中，我们讲到了这个刺激——反应系统是如何建立一个信念体系的，这个信念体系形成于人生的初期。随着我们的大脑发育，基于刺激——反应系统的第二个信念体系形成了（包括语言和分析推理能力）。

大约在我10岁时，学校里举行了一场十分特别的讲座。和之前的那些讲座不同，这一次非常新奇有趣，让人着迷。学校请来了一位空手道大师与我们分享生活的奥秘。这位大师有许多惊人的技艺，像击穿木板、打碎砖头石块及巨大的冰块，还能同时以一敌十而不落下风。

他给我们讲了一个真实的故事，我至今记忆犹新。主角是一个中国的小男孩，和我差不多年纪。他当时正在学习某种武术。他所在的武校会定期举办活动，让学员们的家人和朋友来观看他们的练习成果。学员们基本上都早早开始准备自己的展示项目了。师父告诉这个小男孩，在活动上他的展示项目是打碎一定数量的某种砖块。这个任务布置得似乎有些反常，因为这个小男孩从没做过相应的练习，而且事先也不能实际操练！是的，他可以像其他人一样练习，但只能练技术动作，不能拿真的砖块去练。小男孩很迟疑，他和师父原原本本地说出了自己的担心，没想到师父只是微微一笑，说道："你没问题。你已经具备击碎砖块的所有条件。"

　　活动如期举行，学员们表现出色，获得了观众们的热烈掌声和一致赞叹。终于，活动到了尾声，小男孩走出场来，向众人鞠躬，向师父鞠躬，然后就像之前练习的那样去击打真正的砖块。让所有人啧啧称奇的是，砖块在男孩的掌下很轻易地碎掉了。此时师父上前一步，示意众人安静，向大家解释说，这个小男孩做到的事情是史无前例的。不但他自己没做到，世界上其他的大师也都没做到过。师父说，这个男孩尽管很有天赋，但是他能完成这看似不可能的表演，并不是因为天赋，而只是因为他坚信自己能完成这个表演，心中没有丝毫疑惑。打碎砖块，只是男孩内心坚定信念的外在物理表现罢了。

　　那么，你人生中的砖块是什么呢？无论是什么，它们的存在可能都是因为一个信念问题。我向你保证，如果你能相信真正的事实，那阻碍你前行的砖块就会顷刻间土崩瓦解。

　　这个许多年前发生在一个中国小男孩身上的故事完美地展现了信念的力量，这个力量足够强大，几乎无所不能。

信念——意识与真实

　　我和妻子特蕾西（如今叫"霍普"）的第一次约会在1985年。我去接她，两个人去了附近的一所公园，在草地上铺了一块毯子，聊了整整4个小时。我们聊各自相信的事情，聊生活、孩子、家庭、上帝、宗教，聊能想到的所有话题。我记得那天晚上我说了很多次"我认为"和"我相信"，我也记得特蕾西会回应说"嗯，我相信是这样……"，我们谈论的每个话题都会如此。

　　在我们约会和订婚的那段时间，这样的对话句式经常出现。事实上，我很确信我们的婚姻不会像我知道的许多婚姻那样，最后以吵闹、分居、离婚收场。我很确信特蕾西和我的结合是因为我们有共同的信念和目标。我想让彼此都清楚这场婚姻中的潜在隐患，并为此做好准备。换句话说，我们本可以有一段很幸福的婚姻，因为我们彼此相爱，生活中也有很多共同点，而且也做好了最充分的准备。

我和特蕾西结婚那天，实话实说，我们已经彻彻底底准备好了。不仅仅是因为我们有过许多次像第一次约会时那样的交流，我们还做过婚前咨询，做过性格评估比对，写下我们在生活中什么想要什么不想要，还有对于一些具体问题怎么处理，等等。天，不可能比这准备得更充分了吧？

所以，我们结婚了。可还不到一年，我们两个就要离婚。到底怎么回事？我现在知道了，当年我和特蕾西说的"我相信"，代表的只是我们意识里的相信，是我们对某些事实进行理性思考后得出的结论。问题就出在这儿——我们90%的信念都是无意识的。我们意识中的那个理性的信念体系只是建立在秘密5中提到的"刺激——反应式的保护性信念体系"之上，而这个系统却基本都处于无意识中。就算那些保护性的信念锁在我们的无意识中，在相似情况出现、会给我们带来潜在伤害时才被触发，但这个过程发生与否我们还是毫不知情。所以当我们说"我相信"时，我们其实是在说"我意识里相信"。

我们结婚后发生了一些状况，触发了我们的疼痛记忆，绕过了我和特蕾西此前在意识里达成的共识。换句话说，我们意识里的信念基本上被架空了，我们的生活实际已经建立在刺激——反应式的信念上，而我们对此一无所知。我们把这些想法、感受、行为都归罪于当时的现状，我责怪特蕾西，她也责怪我。我们会情绪低落，会摆臭脸，我们一直以为问题出在当时生活中的一些状况上。但其实，从始至终都是我们的刺激——反应式信念体系导致了所有的问题。

习惯与我们真正相信的事

我再给你一个更新的例子做说明，是关于我们称之为"习惯"的东西。

这些年来，我和特蕾西之间有一件很让人恼火的事，就是整理床铺。也不知怎么回事，这一直是我的分内事，只是（你现在也许已猜到了）我从小到大就没怎么做过这种事。所以我们婚后这些年中，如果我没整理床铺，特蕾西就会对我非常生气和失望，而这也会让我感到愧疚的同时也很气愤。我发现自己常常会无意识地做一些事情来控制特蕾西，迫使她自己整理床铺。比如我会早上特意晚起一会儿，这样我就能说："对不起亲爱的，我上班要迟到了，没法整理床铺了。"我知道这样我走后特蕾西就会自己整理。你也许已经注意到了，我所说的"控制"不过是一种谎言。大多数人经常撒谎，但从不承认，甚至常常都没注意到自己撒了谎，因为他们已习惯成自然。回到我们身上，这个整理床铺的事情对我们彼此来说已经成为一种痛苦之源，很长时间都是如此。而随着"治疗密码"的出现，我们净化了许多有害记忆，一个有趣的事情也发生了：我不再介意整理床铺了。你猜怎样？特蕾西也不介意了！没有愧疚，没有气愤，没有沮丧，也没有再计较谁比谁做的次数多。

为什么讲这个故事呢？因为这些习惯的背后正是某些有害记忆。要治愈它们，不让它们带来更多压力，你不能去"掩盖"，而是要治疗这些习惯的根源，也就是那些有害记忆。这么做之后，问题就自动解决了，而且大多不费吹灰之力。

有意思的是，习惯矫正领域的专家们大多只关注意识层面的思考和行为。这就像是朝着山顶推石头，或者说缘木求鱼，结果只能是恶性循环——耗费你数十年光阴的努力，换来的却只有短暂的效果。在酒瘾患者中，那种戒酒一段时间后又重拾旧习的例子比比皆是。所有习惯都是这个路数，除了那些与化学品相关的习惯（吸毒或药物上瘾），它们更难对付一些。

上瘾及其根源

曾经机缘巧合下，我的患者中有过几个职业摔跤手。因为治好了一个后，声名就传开了，其他人也找上门来。我还记得其中有一位特地飞到纳什维尔来找我，给我讲他目前的困境。他说世界摔跤协会（WWF）主席文斯·麦克马洪最近打电话到他办公室，说已经接到两封关于他滥用药物的举报信。如果再接到一封就开除他。这个大块头的男人——顺带说一句，他是我见过的最友善的人——告诉我他现在的选择是要么当一名职业摔跤手，拿六到七位数的年薪，自己的人偶模型还能摆上沃尔玛的货架，要么就是在沃尔玛打零工。他为此去过门诊、住过病房、看过所有相关书籍、参加康复项目、进行药物治疗……用尽了各种方法。他为自己的生活和家人努力抗争着。接下来的两天，他开始集中精力做"治疗密码"。他并没有针对自己的药瘾，而是将重心放在那些阻止他的药瘾得到治疗的有害细胞记忆上。等他飞回家时，药瘾已经没了。4年后我在佛罗里达再次见到他时，他工作顺利，健康幸福，当然，药瘾依然没发作过。

在精神健康领域数年来有一个常识，就是患有厌食症的女人看待自己的方式和事实有很大出入。实际上，其他人都知道这是错的。最令人惊讶的是这些窈窕美女们看镜子中的自己时，她们那些错误的看法非常强大，以至于她们在镜中看到的身体完全是另一个样子。如果此时别人也站在镜子前的话，可以同时指着她身体的某一部位，但对着这同一部位，厌食症患者从镜中看到的却是一个完全扭曲的版本。这个例子可以清楚地说明内心有害的记忆图像，尤其是导致压力反应出现的有害信念，足以让我们以一个不真实的方式看世界，可此时我们却确信我们的想法百分百是正确的。

大多数人不知道的是，这个现象的发生是有连续性的，从完全的自我欺骗——就像厌食症患者那样——到看到百分之百的真相。换句话说，大多数人每天看世界时都有一定程度的失真。我有个亲戚，我听说她一直纠结于自己的体重问题，有几次她走过一面镜子的时候说："那面镜子肯定有问题，我知道我没那么胖的。"还有类似的情况，我就亲耳听到她说："这件外套一点儿都不合身，会让我显得更胖。"其实，这些年来对她的家人来说，事实就摆在眼前，再明显不过。镜子根本没有问题，外套也很合身。她就是很胖！这和我们看厌食症患者的状况是一样的，只不过程度轻一些而已。

信念和表现

体育运动和最佳表现给了我们另一个视角来看待信念问题。有一天晚上我在看NBA（美国篮球联赛）决赛，比赛到了最后的关键时刻，解说员开始讲起为什么有些球员主动要球，有些却不要。他们解释说，要球的是相信自己能投中，而不要球的相信自己投不中。

解说员一点儿也没说错。我曾听到过一个关于迈克尔·乔丹的故事，通常在赛前，他会花些时间来想象比赛会怎样进行，会发生什么，包括在最后时刻决定输赢的一球会是什么情形。当到真正的比赛的最后时刻，当比赛结果取决于那最后短短的几秒钟时，乔丹通常都会主动要球。我看过一些相关的采访中他对此有过解释，他说相信自己能投中制胜的一球。

我上大学时得到过网球方面的运动奖学金。那时这个机制在网球选手中就已经是基本常识了。我们管它叫"枷锁肘"（iron elbow），表示比赛中的关键时刻，胜败在此一击。有些选手能在这样的时刻发挥出最佳水平，最后他们往往都赢了。而其他选手就会缩手缩脚，有的甚至因为害怕连拍子都挥不动了，就好像这一刻他们的胳膊肘上了枷锁一样。如果你经常观看那些重大的体育赛事，当比赛到最后的赛点时，你会听到解说员和当嘉宾的职业选手这样说："比赛到这个时候，就是拼意志了。""纯是内心的较量了。""比赛结果谁赢谁输已经不是由身体决定了，而是精神。""比赛到最后时刻，都是意志的比拼。"

你的信念，既能疗伤，也能致命

信念可不仅仅和球赛、演唱会、游戏、厌食症等有关，它和我们生活的方方面面都有密切的关系。情侣之间的关系是否亲密、激情或者满足，就像特蕾西和我之间，都是由两人的信念决定的。你是年薪六位数的成功人士，还是一直接受救济的失败者，并不完全靠个人能力决定，更主要的是靠你的信念决定。请记住，如果你的信念是有爱的、真实的，那它就会赋予你额外的能力。更多内容，请参看秘密7。

我们再来回顾一下那个关于冰棒的故事。故事中的那位女士可以说各方面都很优秀：智商180，常青藤名校毕业，极有经济头脑。身边的人都说凭她的条件定会取得一番成就。尽管如此，她却总是表现欠佳，用她的话说，"每周都能想出新方法毁掉自己的事业"。而每一次她都能为自己想出一个合理的借口："我感冒了"，"我的一个助理没完成分内的工作"，"我有个朋友出了点儿事，让我分心了"，"我的猫生病了"，"什么和什么耽误我了"，等等。她提出的这些理由是撒谎吗？不！这些事情确实对她造成了困扰。对谁都一样。但是，她碰到的那个问题却和这些借口一点儿关系都没有。真正的幕后黑手是她5岁时经历的冰棒事件所形成的错误信念——她妈妈并没有那么爱她，肯定是因为她自身有什么地方出了问题。

最终，因为这些事情总是一次又一次地重复出现，年年如此，她终于察觉出不对，觉得肯定有其他问题。于是她就给我打了电话，发现其实一直都是信念问题。当我们修复了这个导致问题出现的刺激——反应式的信念，一切问题都迎刃而解了。那么，她还有那些日常生活中困扰她的琐事吗？当然有。我们每个人都有。但如今她不费吹灰之力就将它们打理妥当，她自身的能力也开始展现出来，然后，就像所有人对她期待的那样，她迎来了自己的美丽绽放。

再告诉你一个会让你高兴的事——你也能如此，绽放人生的精彩。当你将自己的信念与事实摆在一起时，你的人生就会出现这样的华丽转身。

斯坦福大学医学院的研究发现引发身体疾病的往往都是错误的信念，这绝对不是一种巧合，相反，一旦我们相信的是事实并持久地相信下去，那我们的细胞就会对疾病免疫。这就是我所说的，你的信念既能致命，也能疗伤。

找到隐藏的信念

你怎么能知道问题并不是出在当下，而是自己有一个刺激——反应式的信念被触发了呢？有几个非常简单的办法：

1.你的感受。如果你的感受和现实状况对不上，那你就基本可以确定你已有一个从前的刺激——反应式的痛苦记忆被触发了。不过，大多数时候你对这个过程毫不知情。那感受是如此真切，你会觉得这一定是因为现实中出了什么状况，尽管旁观者会不以为然。不妨问问朋友，可以说："这是现实情况，这是我的感受。对于这种情况我的感受合乎逻辑吗？还是有点儿过了？

一定老老实实和我讲，别挑我爱听的说，告诉你真实的想法。"

2. 你的想法。如果你对现实状况的想法非常符合逻辑，别人也这么认为，那你可能就没有刺激——反应式的记忆被触发。从另一方面来说，如果你的想法和现状不协调，那你就有一段痛苦记忆被触发了。我们只想活在当下，不想活在过去与未来。让人吃惊的是，没几个人做得到这一点。原因就是痛苦的细胞记忆被触发后会带来过去的想法和感受。

3. 你的行为。如果你会重复做你并不想做的事，或违背了你人生目标的事，那你就是受到了刺激——反应式记忆的驱动。一个明显的例子就是体重问题。有太多人希望借助"治疗密码"来减肥，他们通常都能如愿以偿。但当你看到有人一边想减肥一边又暴饮暴食，你就可以认定他们有细胞记忆被触发了。他们会将之归咎于现状（"我压力好大，我明天就辞职了……"）。就算你自己没说过，你也肯定听别人这样说过。而事实是几乎每种瘾或不良习惯都被封锁在痛苦的细胞记忆中。隐藏在这些细胞记忆中的信念被触发了，带来了痛苦，而瘾就是用来麻醉痛苦，或是让自己舒服几个小时的。

4. 丧失对意识的控制。应对这些问题最常见的方法就是我所说的"掩盖"。如果你有健康问题，这种"掩盖"通常都会去治疗症状，而不是寻找根源。有时你可以暂时把石头往山顶推，你可以自我控制，你可以掩盖粉饰，你可以做得更好……但那过程始终充满了纠结和挣扎。这种小心翼翼会让你紧张，这种紧张就是压力，最终很可能会伤害你。那可不是让你能重新按照自己的方式去想、去感受、去做的方法。唯一的方法就是治愈那些细胞记忆。

所以，如果你的理性信念系统没有如你所愿……如果你总是自我伤害……如果你看起来好像总是不走运……如果你总是喋喋不休或健康出了严重问题……如果你的爱情并不像渴望的那样充满爱意、亲密、喜悦、平和……如果你的生活无法像你想的那样理性、有逻辑性……那就说明你的刺激——反应式信念被触发了，是它迫使你对曾经经历的痛苦做出反应，就像那段记忆最开始发生时那样。简而言之，到最后，你过的并不是你想要的生活。

你所做的就是你相信的

我们经常做自己相信的事。如果你做错了事，往往是因为你所相信的就是错的。我们做的事中有百分之百都是因为我们相信如此。估计看到这里你想给我一拳了，对吧？你会说："我一生中做过的许多事都是不该做的，事后感到后悔，也造成了很坏的后果。"你会想："我正是违背了我的信念才做出这样的事啊。"

可惜，你错了。实际上，你是不可能做出自己不相信的事的。问题就在于，指引你的是无意识中的信念，而我们对此毫无察觉。我们所说的就是"意识中的信念对抗无意识中的信念"。我们在秘密7中将会对此进行更详细的阐述，但在这里我先提出一个结论——对于同一个问题我们所相信的东西可以多种多样。听起来我们貌似精神分裂了，是吧？

幸运的是，对于大多数人来说还不至于到那个地步。只要相信事实、相信爱，达到意识和无意识能和谐统一，就绝对可以完成一个从蛹变蝶的蜕变了！而通晓本书的秘密后，在你身上也会发生这样的蜕变。精彩之处就在于，我们提供给你的这个可以让你"起飞"的方法并不是建立在努力或"正确"的基础上。你体内有一个系统，基本上可以自动替你完成这个过程。

要想彻底、永久地解决这些问题，我知道的唯一方法就是治疗问题的来源——那些被无意识保护着的细胞记忆。

我们回到那个问题上，怎么才能找到这些记忆，找到后怎么才能治疗呢？如果谈话疗法不管用的话……如果行为矫正只是让你"掩盖"问题，而且可能导致更多压力产生，那我们需要做的就是消除压力，完成治疗。我们一定得按照正确的、合理的信念来生活。上天给了我们理性思考和逻辑分析的能力，我们应该善用它们。那么，要用它们的话，我们就必须能治愈自己的无意识，也就是我们一直在说的"心"，然后带着一颗被治愈的心去生活。

　　所以，接下来是秘密7，更多关于心的内容。

第七章

秘密7
当内心和头脑冲突时，
获胜的一方是……

这些年来，我四处巡回演讲，主题都是关于心理学、灵性以及自然治疗方面的内容。每到一处我都会做一个小测验。其他人也知道这个测验。实际上，它是我的好朋友拉里·内皮尔告诉我的，拉里在全国巡讲时也做了这个测验，得出的结果和我相似。

测验很简单，你可以参看下页的示意图。我在一张纸上画了一个圆，然后像切比萨一样，将其平均分成4块，用数字1、2、3、4来标注。此外我还会拿出一根绳子，末端拴上普通的车钥匙或门钥匙。我会请一位志愿者上台，让他用食指和中指夹住绳子的另一端提起来，这样钥匙就能悬垂在圆的中心，在1、2、3、4的正中间，离纸有1~2英寸（大约3~5厘米）的距离。

我给实验对象的第一个指令是保持钥匙完全垂直不动，尖端对准1、2、3、4的中心。既然你看到这儿了，也不妨自己试试看。绝大多数人都能很好地完成这个动作。有些人也许因为紧张，手会有点儿抖；有的人健康状况不佳，钥匙会来回动。但绝大多数人都能让钥匙垂在正中或是非常接近正中的位置。

到这一步我会先给实验对象一些鼓励，然后发出第二个指令。但在他执行之前，我会先提醒他指令1仍然有效。即使在完成指令2时，也要保持钥匙位于圆的正中。

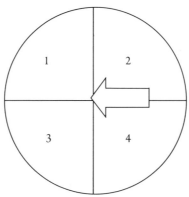

然后开始做指令2。现在实验对象手中的钥匙平稳地处于圆的正中，然后我要他想象钥匙从1移动到2："想想它在1和2之间来回摆动。但要记住指令1仍然有效！不要移动它！只是想象它在动。"

你觉得会发生什么呢？结果非常惊人。钥匙开始在1和2之间移动的概率有75%~80%，这个结果非常有戏剧性，所以在场的其他人对发生的这一切也都没有丝毫怀疑。并不是钥匙随意摆动了几下，然后看起来"可能是在1和2之间摆动"，而是非常明显的移动。

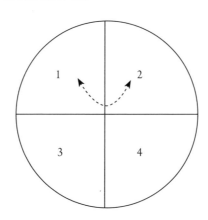

然后，我给实验对象第三个指令。指令1仍然有效：不要移动钥匙。指令2仍然有效。现在我告诉他，要想象钥匙从2移动到4，2到4，2到4。但是指令1仍然有效——不要移动它。再一次，有75%~80%的概率会出现这样的情况：钥匙开始调整方向了。有时它会绕圈几秒钟，然后稳定下来，开始在2和4之间摆动。到这时，全场又会爆发出一阵惊叹和掌声。

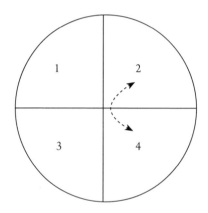

我会问实验对象："刚才是你让它动了吗？"所有人都会回答："不是！"他们会笑着说："我一直努力让它不要动呢，我糊涂了！"

会发生这种现象，原因如下：我给了实验对象两个指令——一个针对大脑的指令，一个针对心的指令。我将大脑定义为意识，将心定义为潜意识。所以，我给实验对象的第一个指令是大脑指令："不要移动钥匙。意识的重点放在不要移动钥匙上。"第二个指令是内心的指令："想象它在动。"想象力其实是无意识和潜意识的一种功能，尽管我们可以通过意识来控制它。所以我既给了他们头脑指令也给了他们内心的指令。最后，内心的指令战胜了大脑的指令。

内心总是会赢

这不是像我们之前提到的会造成创伤的情况。这不但没有危险，而且很像一个轻松有趣的聚会。但内心的指令还是盖过了大脑的指令，让钥匙遵从无意识指出的方向移动。画面，而非言语，才是内心的语言，而想象力则是画面的创造者。钥匙移动的画面就是内心的指令，正是它，盖过了大脑的指令，让钥匙移动。

这是怎么发生的呢？当实验对象想象钥匙移动时，脑中的神经元就开始发射，大脑会将能量频率和脉冲传递到脖子，然后是肩膀、手臂、手，最终到手指。会导致握着绳子的手动起来，这个运动非常微小，别人很难察觉，但却足以让绳子和钥匙动起来，像指令所指示的那样。有时我们甚至可以想个新鲜点儿的指令，比如说："我要你想象着钥匙在转圈。"它就会真的转圈。所以，一旦内心和大脑之间有了冲突，最后赢的总是内心。

这是很关键的一点。之前说过，我和特蕾西之间意识上步调一致，有着同样的信念，彼此对婚姻准备充足。那个被强暴的女人意识中相信着正确的事情——她是一个基督徒，所以认为应原谅那个男人并为此试过很多很多次。她相信自己在上帝面前是干净的，既不肮脏也不羞愧更不是一无是处，但问题是，她真正的"感受"并非如此，也没有这样的经历。她所经历的恰恰截然相反。那个冰棒故事中的女人意识里这样想："我有180的高智商，我比前面许多人都会做得更好，这也是我要的生活，我就是不懂为什么我和母亲之间的关系会一直这么紧张。"

但当大脑和内心冲突时，内心赢了。像特蕾西和我，无意识中的痛苦记忆开始主导了我们的婚姻生活，我们把它怪在现实中的事情上，但事实并非如此。那位被强暴的女士的潜意识和无意识记忆一直停留在心中，让她无法摆脱。不安全感、无用感和愤怒盖过了她的意识，阻止她按自己所想的那样去生活。当我们有一个强大的无意识或潜意识信念建立在刺激——反应式的痛苦记忆上时，就常常会发生这样的情况。而当它发生了，就说明无意识中的痛苦记忆赢了。

"赢"意味着什么呢？意味着我们所想、所感、所做的事情和我们意识中想要的不一样了，也意味着身体的压力反应在不该触发的时候被触发了。这就是为什么治疗相关的记忆变得如此重要，因为它正是整个过程的源头。

所有问题的根源

那么，还有剩下的20%~25%的人手中的钥匙和绳子没有移动，这又是怎么回事呢？看起来似乎内心并没有凌驾于大脑之上。一旦发生这种情况，我会问那个人："当我要你想象钥匙和绳子移动时，你能做到吗？你能在内心中看到它们动起来吗？"没有一个人说他能看见，没有一个人。

这意味着什么呢？意味着首先，他们无法触发内心的机制，能让内心驾驭头脑的机制。其次——这是一个更严重的问题——那些无法想象的人，失去这种能力的人，通常都会比其他人有着更多的无意识和潜意识痛苦记忆。他们的心灵关闭了想象的能力，是为了保护他们。因为，他们看到的所有东西都会引发能带来伤痛的图像（要知道，这些记忆都是以图像的方式被编码和调用的）。他们的无意识关闭了这个功能，这样他们就能试着过上勉强算正常的生活。但是，无意识仍然发挥着作用。尽管在现实生活中他们"看不见"记忆，也不能将想象力用在那方面了，但他们仍然会感觉到痛苦，也会对自身、他人、环境产生有害的、痛苦的想法，还会做出一些他们不想做的事情来。

《箴言之四》中有一段话："你要谨守你的心，胜过谨守一切，因为人生中的一切苦难，皆由心生。"一位学者告诉我，如果你此时问："这说的是人生中的多少苦难呢？"答案会是：百分之百的苦难。所以依据《圣经》——对此我相信是无可辩驳的真理（当然你可以有自己的观点）——如果你的生活中出现了问题，源头一定在心中。如果你不去治疗内心问题，也许你可以暂时成功地将症状缓解，但你无法持久、彻底地解决这个问题，因为你没有"去根"。[1]

所以这就是秘密7：当大脑和内心起冲突时，内心会获胜。我们已经知道信号是从内心发出的——从内心中的细胞记忆发出——激发身体出现压力反应，导致了所有问题。

无意识意图和有意识意图

我曾和来自斯坦福大学的威廉·提勒博士共同度过了非常愉快的一天。提勒博士出版过许多书，还曾经在电影《我们到底知道多少？》（*What the Bleep do We Know?*）中友情出镜，被许多人认为是当今最杰出的量子物理学专家之一。那天我和他的谈话擦出许多精彩火花，下面列举两个：

1.对生活中的大部分事情，人们都有一个无意识的意图。所有人都在谈论有意识中的意图——这固然很真实也很重要，但并非全貌。

2.当无意识意图和有意识意图冲突时，无意识意图会获胜。

---

1 说句题外话，我们是耶稣的信徒。因此我们相信最深层次的治疗来自耶稣基督。这是我们的信仰，也是生活的依靠。实际上，我相信我们的信仰是发现"治疗密码"的一个关键因素，就像我在本书的序言中所说的那样。（想知道关于我们的信仰及信念的更详细内容，可以翻到本书末尾的《关于我们及我们的信仰》。）尽管如此，我们不会强迫任何人接受我们的信仰。"治疗密码"对所有人都有效，不论你的信仰如何、年龄如何、性别如何、国籍和民族如何。这就好像双A电池在任何设备中都能工作，只要这台设备是以其为动力来源设计的。"治疗密码"之所以起作用，是因为它遵循的是自然中最基本最严格的定律——量子物理学，这正是宇宙诞生的方式。——作者注

布鲁斯·利普顿博士也讲过类似的话。我和班曾经与他共同做过一个项目，利普顿博士说，要想通过意志力来改变事情几乎是不可能的，因为潜意识的力量比意志力强大一万倍。他还说，你得有像"治疗密码"那样的东西才能改变事情。

内心问题就是精神的问题

我再提几个更加明确的观点。

在秘密1中我说过，一旦我们的健康或情感等方面出了问题，我们都应该问："这是什么压力导致的？"我觉得我们应该更进一步，当我们碰到健康问题、情感问题或事业上的问题时，我们都应该问："我们究竟有什么样的内心问题成了这一切的根源，我们又如何治好它呢？"你也许会想：好吧，现在我们已经进入精神领域了。我的回答是："完全正确。"

"治疗密码"尽管是一个体内的物理机制，你可以通过物理的方法打开和触发，但同时也是一个精神练习，你可以用它来治疗内心问题。是它代替你原谅了他人吗？是它消除了你人生的罪业吗？当然不是。那些事情，只有你和上帝才能做到。

"治疗密码"真正做的，是治疗包含着错误信念的记忆所产生的有害的能量形式。这些记忆让你产生莫名的恐惧，并触发体内本不该被触发的压力反应系统，造成健康问题及其他已知的问题。我相信它可以称之为《圣经》和科学的完美结合。但是，《圣经》中其实很早很早以前就说过了："人生的一切问题皆由心生。"

那么，从我们刚才所说的内容中可以延伸出几条更明确的观点。我的精神导师，拉里·内皮尔，20多年前就基本将这些能为生活带来改变的事实传授于我，当时它们还没经过科学的验证。随着我见识越广、经历越多，我越发觉得它们是如此正确。它们曾改变了我的生活，现在依然如此，永远如此。我感谢拉里对我的关爱，而如今的我也抱着一颗关爱的心与你分享。衷心希望它们也能给你的生活带来类似的影响。这些观点如下：

真正的你，在你的心中。你可能会告诉别人："这就是我，这就是我的信念，这就是我做过的事，这就是我要做的事。"但真正的你，在你心中。因为当内心和头脑发生冲突时，内心会获胜。

你真正的信念是你内心相信的事。之前的故事讲过，特蕾西和我两个人，意识中的信念总是不谋而合，但不到一年我们就想离婚。这说明我们无意识中的信念分歧才是我们无法生活到一起去的原因。你真正的信念，其实是你内心相信的事。

你的处境由你的内心决定。当那个刺激——反应式的信念体系被触发时，将会把你带回到痛苦的记忆发生时的年纪。那位在华尔街工作的女士，30多岁的样子，办公室位于曼哈顿一座大厦的高层，但由于冰棒记忆的触发，她一天中有太多太多时候都只是一个5岁的小女孩，因为她的感受就像一个5岁的小女孩。她会感到无助、生气，觉得自己没用。她会认为"我做不了这份工作"，而实际上她完全有能力胜任，她和其他人意识中对此心知肚明。只是，她的现实生活却不是这样。一旦某些痛苦记忆被触发，你瞬间就会被拉回到痛苦发生时的处境，回到那时的年龄，那时的理智水平，那时的感受和情绪。

你所做的一切都由你的内心决定。意识里，我们可以制订相当不错的计划，甚至有能力将它们付诸实施。但是如果我们对于同样的事情和举动有过痛苦记忆，那我们最终就会服从于这些痛苦记忆，不管我们是不是愿意，而且还会依据这些痛苦记忆中的信念来行事，直到我们能治愈它为止。当我们无法做我们想做的事，或至少无法做我们需要做的事去完成生活中的目标时，那这些就是证据，证明那些令人伤心的记忆被重新触发了，正促使我们去做自己不想做的事，有自己不想要的想法和感受。

心的作用是保护。内心的首要工作就是保护你，让你身上不再有痛苦甚至致命的事情发生，尤其是不要再次发生。这就是为什么当内心和头脑起冲突时，内心总是赢，因为心天生的作用就是保护，而途径是通过激活身体对压力的反应。如果压力反应在不恰当的时候出现，它就会导致我们出现莫名的恐惧。如果"心与脑冲突，心会赢"变成了一种影响我们的健康、事业、人际关系，或打破我们平静生活的有害方式，那就是因为我们内心的恐惧。我们的意识可能感受不到那种恐惧，但它却是深深刻入细胞之中的。

你做事的优先顺序由内心决定。你可以问100个人他们如何给生活中的事情排列先后顺序。极有可能这100个人都会回答说，他们会通过理性思考和逻辑判断来综合评定各种因素和条件，然后决定哪些事更重要，哪些事应该先做。但其实，你如何确定优先顺序由你的价值观决定，而你的价值观又建立在你内心怎么想的基础上。难道这意味着我们都像机器人一样，理性和逻辑在生活中毫无意义了吗？当然不是！它只是此过程中的一个因素，只要内心也同意我们理性思考的结果，那就一点儿问题都没有。但是，当我们的细胞记忆孕育出一个建立在恐惧基础上的信念，那它就会让我们重新审视那些理性的因素，最后会得出一个和理性思考的结果不一致的结论。

内心决定一切

当我的儿子哈利12岁时，看了电影《大白鲨》第一部（其实我和妻子一直争论这样到底好不好）。哈利从幼儿时期就非常亲水。在他两岁时有一次深冬时节我们带着他在一家旅馆的空地上散步，没想到哈利趁我们不注意一下子就跳进了冰冷的游泳池中。类似这种事发生过不止一次。哈利游起泳来像一条鱼——不管是在泳池中、湖中，还是在海里。他很喜欢水。在看过《大白鲨》之后，我问哈利想不想去湖边。你从他的眼神和表情中就可以读出他心里在打算盘，盘算各种可能性，就像一个35岁的中年人在算他的税单一样。大概过了一分钟后，哈利退缩了，他说他宁愿待在家里玩他的乐高积木。

当我问哈利，他做出这样的选择和他刚刚看过《大白鲨》电影是否有关时，哈利回答说："绝对不是。"他只是非常非常想玩乐高积木，想用它们设计搭建出一些新建筑。他对自己的说法非常坚持。然后我问哈利，能不能给他做一下测试，看看电影是不是给他留下了关于恐惧的细胞记忆。结果当然如此，他心中的确存在有害的细胞记忆。哈利做了"治疗密码"，用时4分钟，猜猜怎么样？就用了这4分钟，哈利的选择完全变了！他的理性思维和逻辑思考的结果也完全变了，他认为乐高积木随时都能玩，还是决定现在去湖边。看得出他非常想去，有些迫不及待，他一直在问："最快什么时候出发？"

这种事不只发生在12岁的孩子身上，也会经常发生在我们身上。我们认为自己依照事实做出的理性决定，却常常是无意识做出的价值判断和优先选择的结果，这种结果其实是建立在心中有害记忆的基础上的。

这个过程基本上都是无意识进行的，至少到你开始找到这些记忆并将其治愈。一旦被治愈后，这些记忆就会进入意识中，因为心会觉得无须再保护了，但通常这些记忆都是无意识的。所以，我冲妻子大喊大叫，心里却想着："为什么我要这么做？"我会在不该吃的时候猛吃，在该打那些对事业有帮助的电话时却不打。我一直在找各种借口，而且日复一日地告诉自己我会去做的，却迟迟没有做。我也许会开始向妻子或老板撒谎，而我却一直觉得自己不是能做出这种事的人。这些，都是因为我心中留存的痛苦记忆被重新触发了，它们需要得到治疗。

所以，如果你想要真心实意地去生活、去爱，唯一的方法就是治愈内心中的有害记忆。

身与心之间的联结

还要再说一件事。在前面，我们说到了一些可以称为"非身体"的东西：记忆、信念、行动、想法。但是，不要忘了第一个秘密，那就是这些记忆，这些信念，这些内心问题控制着我们身体的生理机能。而错误的信念会在不恰当的时候激发身体的压力反应。这种情况的发生会随着时间的推移而引发目前所知的几乎所有疾病，会关闭我们的细胞，导致免疫系统被关闭，最终给我们带来各种各样的健康问题。不管是身体问题还是非身体的问题都源自这些内心问题，发源于这些细胞记忆引发的有害能量频率让身体进入的压力反应模式。

所以，我们就有了秘密1到秘密7。我们相信这些内容之前从未以这种方式结合起来。其中一些是全新的见解和研究成果，尤其是在身体、头脑和心灵是如何运作的这方面。我们相信你可以第一次凭着这些信息和这些事实去治疗你心中的问题，治疗你的细胞记忆，将生活中的压力清除，这样你就能做梦寐以求的事情，无论在事业上、爱情上、最佳表现上、疾病防治上还是家人之间的关系上都能有所成就。我们相信，你人生中的任何事都能得到提升，只要你理解了这一切是如何运作的，然后用"治疗密码"去治愈引发你所有问题的根源——你的内心问题以及有害的、痛苦的、包含着错误信念的细胞记忆。

欢迎你开启新的生活。

我们可以以这7个秘密为基础做一下总结，即两个事实：

1.要解决问题，必须先治疗压力，没有别的途径。这是公认的一点，包括联邦政府、主流医学、替代性医学、过去20年的研究还有200万的相关网站都会承认这一点。没有别的路可走。要想永久、长期、彻底地解决你的问题，必须先要治疗压力。

2.要治疗压力，就必须要治疗记忆。根据西南大学医学院和斯坦福大学医学院的研究，导致身体出现压力反应的并非生活中的现实状况，而是我们的错误信念，我们编码并储藏在心中的有害细胞记忆。

你现在所做的管用吗?

在这两点总结之后，还有一个问题:"你会遵照它们来做吗?"无论你现在正在做什么，是想要成功也好，治疗也好，解决也好，掩盖也好——无论用什么词——你做到这两件事了吗? 你解决压力问题了吗? 你治愈导致压力产生的细胞记忆了吗? 如果你没有，那你解决问题的希望非常非常渺茫。

为什么呢? 如果你没做到这两件事，那你解决问题的方式就是只针对问题的表面症状。换句话说，你只是让伤痛暂时缓解，但却没有治好伤痛的根源。

假定你有腹部疼痛的毛病，而且总是一次又一次地发作，而你则一直服用雅维(消热解痛药)或泰诺来缓解疼痛。你内心中总有一种感觉——"不应该总发作吧?"以及一种恐惧——"是不是癌症、胆囊问题、肠道问题或是溃疡之类的问题呢?"但是，你不去查找病因，治疗病根，反而一直只靠吃雅维和泰诺来镇痛。

我们都知道你只靠镇痛是无法治病的。同样，要解决生活中的问题，你也没法只靠掩盖、控制或换一种更积极的态度来想问题等方法。你必须从根源入手治疗。这正是"治疗密码"所做的事。

广泛的影响

我们相信"治疗密码"就是当今那些杰出人士所预言的医疗界的未来。只是，它的能力范围却不仅仅在医疗界。它能够治疗情感问题、人际问题、精神健康问题、职业问题、最佳表现问题等等，因为这一切问题都有同一个根源——压力，由我的无意识中有害的、痛苦的细胞记忆所导致的压力。

最近，我在中西部地区的一座主要城市举办一场宣讲会。当晚走到我面前的第一个人是一位从7个月前开始做"治疗密码"的男士。他的问题并不是关于感受、信念或负面想法等等，最起码不是意识里的。他的问题是充血性心力衰竭，他的心脏肌肉只有20%的收缩能力，此外还有高血压、水肿和其他一些相关的身体疾病。他做了"治疗密码"7个月有余，却基本上没觉得有哪些好转。在参加我的宣讲会前一天，他去心脏病专家那里做一年一次的身体检查。在详细检查之后，医生回到房间，挠了挠头，对他说："无论你在做什么，别停。"他的血压已经完全正常，水肿也消失了，心脏肌肉的收缩能力也上升到了50%。医生不再让他服药了，而且告诉他，通常这样的结果是不可能的。

这样的事例再花上数百页的篇幅也说不完。本书只列举其中一些，剩下的你可以点开我们的网站（www.thehealingcodebook.com）自己去看。上面说到的这位男士所做的测试中，有许多都是扫描能量频率的，就像我们之前说过的那样。当这些频率改变之后，测试的结果也就变了。测试结果变了之后，医生就会挠头说"这不可能"，还有"无论你在做什么，别停"。他身上的全部疗效都是治疗能量问题的结果。当关于某个问题的困惑、负面情绪、有害想法等等都被治愈时，那就可以真正看清事实，而细胞的频率也会恢复平衡，健康也就再一次回到了身边。

　　现在，你已经知晓了全部7个秘密。我希望你现在明白为什么那些问题会出现了。当然，你治愈它们的希望也将大大提升。但我们不能坐等机会自己到来。现在我们就把所有这7个秘密综合起来，化为5个步骤，然后你就按照它们一步一步来实现自己对人生的期盼吧。

第八章

结果说明一切

.

在影片《甜心先生》（Jerry McGuire）中，汤姆·克鲁斯饰演了一位遭遇职业"中年危机"的体育经纪人。影片中被人广泛引用的金句来自他和另一位主演小古巴·古丁的一段令人难忘的对手戏。古丁饰演一位职业橄榄球队的外场接球手，而克鲁斯作为一位落魄的经纪人想和他再签一份合约。他认为自己应得，但以他当时的状况来说其实根本不够格。在最后古丁宣布决定的关键时刻，他告诉克鲁斯作为职业运动员所信奉的一句格言——"让我见到钱！"换句话说，嘴上说没用，得靠结果说话！这也正是本书的初衷。我向你保证，会让你在健康、生活、财富等方面也"见到钱"。换句话说，会告诉你如何在人生中得到想要的结果。

在我们将之前所学的内容梳理整合之前，一个有趣的注脚是，后来在影片中克鲁斯饰演的角色告诉他的这位职业运动员客户，他会让他见到钱的，只要他用心而非用脑来打球。电影中总是上演奇迹变成现实的桥段，这部影片也不例外。古丁学会了用心打球，而克鲁斯也因此让他"见到了钱"。

这是对本书一个很好的概括总结。如果你学会如何用心来生活，你的人生就会得偿所愿。

我们希望你现在能明白，你的问题都来自内心，而解决问题的方法也是如此。但你如何能将这些变为具有可操作性的方法，而不会成为一个华而不实、纸上谈兵的理论呢？不妨试试沃尔特·迪士尼的方法吧。

无论在谁眼里，沃尔特·迪士尼都是一个天才。他在诸多领域成就卓著——动画、绘画、商业等等。但也许成就最大的领域是在想象力方面。迪士尼为他的公司发明了"故事板"[1]，随后这种方法在全世界被广泛使用于各大企业、教堂、小商业、电影、艺术等领域。故事板是一套可以将想象力组织起来，变得具有可操作性和实用性的方法。在我学习"故事板"时，无论主题是什么，首先要做的就是尽情发挥想象力，将头脑中想到的任何事都记录下来作为一种可能性。这也是我现在想让你开始做的事。让你的头脑放轻松，任思维驰骋，让灵魂高飞，尽情想象未来的生活是什么样子。

现在，就写下来你想要什么、需要什么、在追寻什么等等。没任何限制，可以写得尽量具体。要在心中看到它，感受到它，尝到它，触摸它，闻到它，经历它。总之，来一场头脑风暴吧！

---

1 故事板，英文为"Storyboard"，是一种视觉草图，用于视频创作和广告设计，表达作者的创意。运用在电影中时，是指在影片的实际拍摄或绘制之前，以图表、图示的方式说明影像的构成，将连续画面分解成以一次运镜为单位，并且标注运镜方式、时间长度、对白、特效等，也有人将故事板称为"可视剧本"，让导演、摄影师、布景师和演员在镜头开拍之前，对镜头建立起统一的视觉概念。——译者注

结果

　　到这儿我打断一下，我要提出两个限制条件：一个是真实；一个是爱。现在好好看看你写下的这些内容，看看它们是不是符合这两条。如果不符，那就划掉。

　　这个情况因人而异。比方说，比尔·盖茨在成为我们熟知的那个比尔·盖茨之前，也当过一段时间普通人，而非亿万富翁。虽然我没机会问他这个问题，但也许当他做这个头脑风暴时，内心会看到自己变成了一个亿万富翁，所以对他来说，他用想象力做的这个梦就符合真实与爱的条件。但是，如果我们回到从前，问一下青年时代的特蕾莎修女是不是想成为一个亿万富翁，我有种感觉，她一定会回答："当然不行，那不是我的使命。主并非召唤我来做这种事。"对她来说，成为一个亿万富翁就不符合真实和爱的条件。

　　我知道你也许在想："我怎么会知道哪些对我来说算是真实和爱的内容呢？"我给出的答案也许你不会喜欢，但却是我唯一能给你的答案，实话实说——你会知道的。一两天、一星期或小半年内你可能不知道，但如果你坚持寻找真实和爱，你终会找到那些问题的答案的。在你逐渐清除了内心的有害记忆之后，那幅图景会变得越来越清晰。要记住，正是有害细胞记忆才导致我们相信了一些不真实的事情，让我们莫名惧怕，甚至触发了身体的压力反应。所以当你治愈了这些细胞记忆之后，你的目标就会变得无比清晰。

　　这是终生的旅程，但其中有许多东西你已经知道了。比如说，在我的人生中我想要的结果是：我要当最好的丈夫；我渴望成为我的两个儿子——哈利和乔治的最好的父亲；我想要我的每一位患者走出门去时，带走的不仅是健康，还有无微不至的关怀。这就是我对于人生最想要的结果，我对此毫无疑问。我在一次宣讲会上听到，无论人们宣称他们想要什么，当一次又一次被问到尖锐的问题时，每个人想要的总是一样：爱、快乐和安宁。此后我通过给自己的患者进行意见调查进一步确认了这一点。我先问他们想要什么，然后问题就层层深入，直到找到他们真正所要之物的核心，果真就是这三样东西。当然，许多人从未意识到自己真正想要的竟是这些东西，虽说这是另一回事，但无论从哪些方面来讲，这都属于内心问题。

信念的力量

想要得到这些结果，你必须要有力量。就像一个吸尘器如果不插电就无法工作，或一辆汽车如果没有汽油就跑不起来，或是一个人不吃饭身体机能就无法正常运转。要获得任何结果，前提都是要有力量。力量越足，结果越好。

几十年前，美国向日本扔下两颗原子弹，结束了一场世界大战。战争之所以会结束，是因为当时地球上再无任何武器能释放原子弹那样巨大的能量。这是武器量子化的一个重大突破，除非拥有同样的武器，否则无人能与之抗衡。日本人很清楚这一点，所以与其被诛灭，不如投降。在此之前，其实也有其他国家试图研制或窃取原子能量的奥秘，但美国人抢先了一步。

原子技术带来的一个神奇发现是，归根结底，力量不是被创造出来的，而是被释放出来的。换句话说，在1945年将两座城市瞬间夷为平地的力量其实一直都在那里，就封存在那个叫原子的微小粒子之中。奥秘就在于找到一种方式让原子裂变，将其中的力量释放出来。当然，力量的释放会带来巨大的破坏力。核能设备也是在使用相同的能量，只不过是用于更有益的方面。力量可用于任何目的，但关键的一点是，它是可以被控制的。在把原子能用于破坏和毁灭之后，我们也发现了如何将它用于好的方面——比如核电站，甚至是车船等交通工具。

如今，你体内也有着无穷的力量，就位于你的"内心问题"中，它们可以有益也可以有害。它能阻碍你实现目标，让你的人际关系出问题，甚至给你带来疾病。或者，它也可以助你取得斐然的成就，获得良好的人际关系和健康的体魄。你手中掌握了所有的条件和资源来完成上面写下的那些愿望，只是，你需要释放那些力量。

怎么做到呢？用信念来释放力量。

在医疗领域中有一种说法叫"安慰剂效应"，可以让我们从中看到信念的力量。"安慰剂效应"的一个典型例子是：给某位患者一颗糖豆，但告诉他那是一种新研制出来的特效药，专治他的疾病。令人称奇的是，很多人吃了之后病情真的会好转，而其实他们并没有吃任何有治疗作用的药物。换句话说，病竟然靠吃糖豆就治好了！实际上，在2008年一项全美医生调查中，半数以上的医生承认他们会在处方中开安慰剂。在丹麦、以色列、英国、瑞典和新西兰所做的调查也得出了类似的结果[1]。抛开道德问题不谈，为什么医生会乐意开那些糖豆呢？因为安慰剂真的会起作用！

还有更多的证据来证明信念的力量。比如，安慰剂效应的反面，叫作"反安慰剂效应"。医生们也知道这一点：当给患者安慰剂时，提醒他可能出现一些副作用。结果他们身上就真的出现了这些副作用！《时代周刊》杂志曾报道了由意大利神经学家马丁娜·阿曼杰罗带头进行的一个著名的疼痛研究[2]，其中说道："在关于抗抑郁药物的双盲临床实验中，如果试验者事先提醒患者会有肠胃不适的副作用，那就算是那些只吃了糖豆的患者也会反映说自己出现了这种副作用。"

更进一步说，服用安慰剂的患者会产生哪种类似于副作用的症状取决于

---

1 《半数医生处方中常开安慰剂》，《纽约时报》，2008年10月23日。——译者注
2 《安慰剂效应的反面：反安慰剂效应》，约翰·克劳德，《时代周刊》，2009年10月13日。——译者注

他们以为自己吃的是什么药。"服用了糖豆的患者碰到的反安慰剂问题总是和他们自认为吞下的药片的副作用相一致。"在那些自认为服用了类固醇类消炎药或曲普坦类药物的患者中，没人会反映说自己出现了记忆问题或刺痛感，而那些自认为服用了抗惊厥药的人才会有。同样，只有类固醇消炎药组别的患者反映的副作用才会有胃部不适及口干。

我最近听到过一项研究。找来的实验对象全都患有慢性疼痛，实验者发给他们安慰剂，并告知这是一种新研制出来的吗啡药品，对缓解疼痛有奇效。当然，结果是很多人的疼痛消失了。这样的情况在全世界的各类相关实验中经常发生，不过我此前没听说过的是接下来他们在实验中所做的事情。他们深入到患者的体内，来看到底发生了什么能让患者吃了安慰剂之后疼痛就此消失。他们的发现非常惊人。患者的身体竟然自行分泌出大量天然的吗啡同类物，正是它让疼痛消失了。这是怎么发生的呢？没人知道。我们知道的只是过去50多年以来关于安慰剂的实验都准确无疑地证明，身体和头脑的确能做到令人难以置信的事情。是什么产生了如此惊人的结果？是人们的信念。除了"反安慰剂效果"，我再也想不出更好的例子来说明信念释放的能量是如何帮助我们达成所愿的。

换个角度来解释，这些结果的实现不仅仅是依靠糖豆和身体分泌出的化学物质，也与我们的想法、感受和行动分不开。还记得那个中国孩子吗？他的秘密就是"我相信"。他打碎了砖块，缔造了前所未有的传奇，这个过程正是安慰剂效应的反向。安慰剂是因为你相信而释放出的一点点力量，但因为它建立在谎言的基础上，所以效果也不能持久。而那个小男孩却完全相信了事实——100%的事实，没有一丝怀疑、惧怕或迷惑。就因为这份信念，被认为不可能出现的奇迹真的出现了。那就是将生活建立在包含着谎言的有害细胞记忆的基础上，还是建立在相信事实的基础上的区别。

关于"自我肯定"的惊人真相

到这里我先停一下，说说关于"自我肯定"的话题。几十年来，尤其是最近20年，"自我治疗"领域蓬勃发展，尤其是一种"自我肯定"疗法风行。不少"导师"借此发财了，他们教授学生当想要达成某种结果时，唯一要做的就是相信，正确的自我肯定可以产生这种信念，并能"神奇地"为他们带来房子、车、百万存款、完美的伴侣，甚至疾病也可以就此痊愈。

可问题是这几乎从不管用。无辜的人们花费大把的金钱和时间在这个以"安慰剂"为基础的疗法上，却陷入了一个恶性循环，最后理想破灭，甚至穷困潦倒，与社会严重脱节。

我用了两年时间来测试这些所谓的"想出来，说出来"的自我肯定疗法。我让人去接受心率变异性测试，要求他们说出自我肯定的话，比如"我很快就能买辆车了"，或者"我的癌症快好了"。

猜猜怎么样？几乎每一次，他们的测试结果都一团糟——意味着说出自我肯定的话带来了大量新的压力。还记得吧，压力可是万恶之源。所以，当听闻加拿大滑铁卢大学2009年对"自我肯定"做了一项新的研究时，我满心高兴。这在当时也成为世界各大媒体的头条。研究结果显示，对绝大多数人来说，这些"自我肯定"不仅不管用，反而会让事情变得更糟。

这就是为什么这许多年来我都在呼吁"实事求是的陈述"。是的，这种陈述也都是积极正面的，但它们却是你真正会相信的。所以，与其说"我的癌症快好了"这种连自己都不相信的话，还不如说出实事求是的陈述，比如："我希望癌症快点儿好，我相信它可以被治愈，我请求上天来帮我。"当人们说出实事求是的陈述时，此时再做心率变异性测试，结果显示他们的压力变小了。区别在哪儿呢？就如同安慰剂与真正有效的药物之间的区别一样。一种是你相信的，积极的；而另一种是你不相信的——你只是在对内心撒谎而已。

信念与行为

我们经常做自己相信的事，而我们做的每一件事，都是因为相信着什么才去做的。如果你做了什么不想做的事，那就是因为你有了一个错误的信念。要改变这种不希望出现的行为，你必须要改变那个信念。安慰剂效应似乎很好地说明了这一点，但很抱歉我要说，这是有问题的。另一个关于安慰剂效应的真相是，它的效果几乎总是难以持久。意思是，无论你所求的是人生的夙愿还是神奇的疗效，都只会昙花一现，你刚刚尝到其中滋味，它就消失了。因此，安慰剂效应可以变得很危险。每年都会有上亿元被花在"听起来不错"的事情上。当人们尝试安慰剂效果时，他们会以为自己尝到了甜头，但其实根本性的变化并没有发生。尽管如此，因为这些甜头，他们也会日复一日、年复一年地重复尝试，妄图让这种效果延续下去，而忽略了能带来真正变化的力量。

为什么安慰剂的效果难以持续呢？如果你仔细想想，其实很简单：因为人们相信的不是事实。他们把糖豆相信成是神药。但是，即使他们相信了，这仍不是事实。如果要得到持久的效果，必须有持久的力量。

如果你只把吸尘器插入电源30秒，你是没办法把地毯吸干净的，你必须一直插着它。持续的力量只会产生于相信全部事实的情况下。不过令人惊讶的地方就在于，相信任何东西都会释放一些力量。更要命的是，甚至相信谎言也会释放一些力量。那就是让这个现象非常危险的原因。因为它太简单了，尤其在我们生病或有需要的时候，很容易为了一点点力量或一些甜头而被诱惑。我们牢牢抓住它，然后被拖入了深不见底的黑洞。于是，谎言就占据了我们的心。我们如何能够逃离这个黑洞呢？就是靠抛弃谎言，拥抱事实，真正的事实、唯一的事实。这可不像听起来那样简单，因为当你拥抱了谎言时，你会很容易困惑。下面会说到更多有关困惑的事。

相信事实，改变现实

关于量子物理学的有趣的一点是（原子的能量也可归于量子物理学范畴），在量子物理学中，现实可以根据你看待它的方式而发生改变。换句话说，你观察粒子的角度不同，这些小小粒子的物理外观及物理现实也会发生改变。而你看任何事物的角度都由你相信什么决定。正如本书中一直所强调的那样，如果你能看到自己人生中的真相和爱，那肯定会改变你的现实和结果。

所以，带着爱去相信你人生中的事实，这将会释放力量，带来你想要的结果……最好的结果……最最好的结果，就是指健康、财富、亲密的关系、满足感，当然还有爱、快乐和安宁。那么，你会得到哪种结果？只有你和上帝能回答这个问题。看，我并不知道你到底会成为比尔·盖茨还是特蕾莎修女，也许你也不知道。但如果你将内心中的垃圾清除，你就会知道你的使命、你的方向。

所以，到底怎样去带着爱相信事实呢？首先就要有真正的事实！但有时你可能要披荆斩棘地穿越谎言的森林，才能找到事实。

困惑是如何蒙蔽事实的

首先要做的，就是治愈你内心的有害记忆。为什么？因为它们会让你相信一些并非事实的东西。这叫作什么呢？困惑。困惑的结果是什么？走错路。

相信事实带给我们的感觉是："我就知道这是对的！"但当我们相信了的东西并非事实，我们就会感到困惑，不知道往哪儿走。

困惑的原因有三点：第一点是彼此矛盾的细胞记忆。换句话说，来自过去的声音会告诉你要做什么，但与此同时，现在的声音又告诉你要做相反的事；第二点是意识与无意识（我们称之为头脑和内心——参见《秘密7：当内心和头脑冲突时，获胜的一方是……》）之间的冲突；导致困惑的第三点是压力让你变迟钝了。压力会降低我们理性思考的水平。90%的人或多或少都会有些生理压力，所以我们思维的正确度和敏锐度高低也和体内压力的大小相一致。

那么，你现在困惑吗？如果是，那是上述三种原因的哪一种导致的呢？许多人是三种原因都有的。

在我家有一面大书柜，是我父母从香港一块一块运过来的。它占据了我们客厅的一整面墙。来家里的客人基本都知道我的学术背景是心理学，所以当他们看到书柜上满满的书时都会感叹："哇，你读过这么多书啊！"我就实话实说地告诉他们，我可能连上面的三本都没读过。而特蕾西却看过上面的所有书，甚至还要更多，就在她疯狂地为自己的抑郁症求解的12年中。这些年来，我已经记不清有多少次看到特蕾西要么在看书，要么在听读书的磁带，要么去听相关的演讲。每当这时我都兴奋地想，也许这次真的可以给特蕾西的内心带去事实和光明，使她从抑郁症的牢笼中逃出来。

接下来会发生的事情这些年来发生过不下500次了。我问特蕾西书怎么样，或者她有没有学到些什么，她的回答每次都一样，四个字："我不明白。"有很多次我都要进一步问清楚：你的意思是你不理解书里的意思？特蕾西会回答说："我当然能理解。同一个段落我都读了4遍了，都能背下来了。我只是不明白。它对我的生活没有任何帮助。"这竟然会从一个智商129的女人口中说出！对我来说，这是我们婚姻头12年来的一个难解之谜，因为特蕾西全神贯注投入的这些事情都是太棒的事实了，她读到的字句全都是我们这个时代的伟大头脑迸发出的智慧火花，还有从《圣经》及特蕾莎修女等处得来的超越时间的无上智慧。她怎么就不明白呢？这些又怎么会对生活没帮助呢？为什么无法用于她的生活？这些全都能用于她的生活啊！为什么她对此视而不见呢？

当我终于了解真相——也就是你手中这本书中所写的这些时，我懂了。答案就是，她看不到事实。她陷于如此巨大的困惑中，全都是因为那些假象和谎言占据了她的内心（要知道当头脑和内心发生冲突时，内心获胜），让她无法理解摆在眼前的事实。那她心中是否还有真实的信念呢？当然有！很多。只是当你内心既有事实又有谎言（你所相信的谎言），并在你心中冲突时，就会发生上面的那种情况。两者从某种程度上来看似乎都正确，所以导致了困惑。也许我们会觉得某一方比另一方要好，但我们仍然会觉得困惑，会有一种不确定感。

平静测试

这种困惑是如何得知呢？平静，或者失去平静。如果我对一个特定的信念或是行动心怀平静，这就表明我相信的是事实，并且心中有爱。如果我心中感到焦虑、悲伤、困惑、迟疑、胸口堵得慌或者胃不舒服，那么我内心中所相信的事中，就有一些阻碍了我去相信完整的、真实的事实。换句话说，我没有心怀真爱去相信事实，也不可能得到想要的结果。

关于这种平静，我再多说一句。许多人会将它与其他两件事混为一谈。第一件事是开心和满足感，因为"事情按照我设想的方向前进"。这不是平静，只是情况对你有利。你怎么知道到底是哪种情况呢？如果情况对你不利，你依然会平静吗，还是会突然陷入困惑、失落和焦虑？真正的平静是不受情况好坏影响的。

人们容易和平静混淆的第二件事，是麻木。"我不觉得困惑，也感受不到焦虑、恐惧、疼痛……我什么都感受不到！"这也不是平静。这通常是大量有害细胞记忆存在的证明，因为量实在太大，你的内心已经强制关闭了"感应器"，这是为了让你活下去，因为你能感受到的所有东西都会带来极度痛苦。

完整事实的力量

要达到我在本书开头所承诺的效果，你需要相信事实。

我小时候，有一次去看一场电影，之后就被深深吸引住了。当时我认为那是我看过的最好的电影。从影院出来我立刻回家，带着一把雨伞爬上房顶然后跳了下来。不，我并不是想自杀。我刚刚看过《欢乐满人间》[1]。显然，当看到朱丽尔·安德鲁斯撑着一把伞随风而来时，我相信我也能像她一样。你若问有什么能证明我有此信念，那就是——我从房顶上跳下来了！无论我们做任何事，都是因为我们相信。如果我不相信我从房顶上跳下来没事，我也不会跳。我非常笃定并完全相信我可以用那把伞飞起来，但那种信念并没有让我最后真的像想象中那样飞起来。唯一能得到此结果的途径，就是相信事实。

你会说："等一下，我觉得无论你相信任何事，都会释放一定的力量，即使是那些并不真实的事情。所以，在这个关于跳下屋顶的故事中，释放的力量哪儿去了呢？"第一，它在我心中。在我跳下屋顶的一刹那，我感觉自己像

---

1 《欢乐满人间》（Mary Poppins）是由罗伯特·史蒂文森导演，由朱丽尔·安德鲁斯、迪克·范戴克等主演的美国片，讲了一位从天而降的仙女保姆为两个孩子带来幻想和欢乐，并感化他们的父亲放弃追名逐利，懂得如何珍惜子女的故事。本片有很深的教育意义，演员表演亦十分出色，1964年上映后好评如潮，曾被评为十大卖座影片。——译者注

个超人——我可没吃什么药。我当时感觉自己很强壮，很自由，很亢奋……那就是力量！第二，我跳了。如果你把100个和我相同年纪的孩子放在屋顶上，让他们往下跳，你认为最后有多少个能跳呢？很可能一个都没有！就算你掏出钞票、糖果或影碟引诱他们，他们也不见得会跳。我的意思是对一个小孩子来说，要抵抗自己的生存本能去做这样的事情需要相当大的力量。那就是力量的体现，那就能产生结果。问题在于，我没得到自己想要的结果，自然也谈不上什么持久了。

所以我只握有事实的一部分。我看到电影中其他人撑着伞飞翔，但却忽略了从房顶上飞下来违背了自然界的基本定律——重力。如果不是从电影院回家后直接就跳了，我会得到更多信息，了解事实，那样的话我相信我就不会跳了。那种情况下会发生什么？我会在百科全书上查找有关重力和坠落的信息，我会问问父母的看法，如果我急得不行，甚至都会问问我哥哥。我可能第二天去幼儿园时会问问老师是否看过电影及对从房顶上跳下来有何看法……你明白我的意思。这样我心中就会有足够新的、真实的信息，这样我心中就不再有那个谎言，也就不会让自己受重伤了。

缺失的元素

你现在也许发现有什么东西缺失了。那我们来复习一下吧。第一，我们要知道自己想要的结果是什么。第二，要达到这个结果需要力量。第三是信念可以释放力量。第四是我们必须相信事实才能得到我们想要的持久的结果。所以，缺失的是什么呢？要回到特蕾西的那四个字的回答中去找，还记得是什么吗？"我不明白。"换句话说，我们也许掌握了所需的全部事实来达到持久的结果，但却仍然无法释放力量。这就是发生在特蕾西身上的情况，直到

第八章 结果说明一切

2001年的春天。这是本书最大的问题。大多数人可以接触到比以往多得多的事实，尤其在如今的互联网时代。这本应意味着比以往更多的持久的结果，但现实却并非如此。是的，现在人的寿命比以前长得多，有些人的寿命甚至更久，但我们反而患上了越来越多的疾病。

昨晚一位男士给我打来电话说他儿子得了好多年哮喘。他提到在他儿子的班级，有许多孩子都患有哮喘，还不仅仅是他们班级，全校的每个班级都是这样。你也许不知道的是，在以前哮喘可是很少见的病。现在则很普遍了。多年前，多动症这种说法很少有人听说，如今它已成为让各个学校头疼的主要问题之一。1971年，时任美国总统的尼克松宣布已患癌症，要与其做斗争。在当时，癌症才在美国的死亡原因排行榜上排名第8位或第9位。到了2009年，癌症已成为美国的第二号杀手（仅次于心脏病）。这场仗我们快输了，不仅是身体上的疾病。精神疾病这些年来也增长迅速。最近有一位女士告诉我，在她的女性《圣经》讲堂中，几乎所有女性都在接受抗抑郁或抗焦虑药物的治疗。直到最近，安定仍然是最常被开进处方的药品。此外，男女之间谈情说爱就像吃快餐，这在多年前简直会成为社会污点。

在医学如此发达的今天为什么还会发生这种事？你现在应该知道了——因为医学上的这些进步都没能解决问题的核心——有害的细胞记忆。社会每天都会通过电视、电影、杂志、报纸等媒介给我们传送大量的负面图像，大多数时候我们都察觉不到。

最近我看了一幅电影海报，文案中的关键词是：性、谋杀、背叛、欺骗。你猜怎样？正是这些东西组成的细胞记忆让你难以达成结果，让你生病。看一部好电影会给你带来有治疗功能的、健康的、真实的记忆，而一部不好的电影也会以同样的方式伤害我们。

但是，回到我们刚才说的缺失的元素。相信事实的关键就在于"理解"。

理解和全部事实

记得斯坦福大学医学院布鲁斯·利普顿博士的研究吧？其中说，能导致我们生病的压力，其来源总是一个错误的信念。错误的信念是什么呢？就是相信了并非真实的东西。其实，更准确的说法是"对事实的误解"。在每一段有害记忆中，都有某些事实。秘密5中我们提到的那个被强暴的女人，她关于强暴的这段记忆中有不少是事实。实际上，她所记得的大部分都是事实。非事实的部分主要体现在她对强暴这件事的解读上："我一无是处，我总是觉得不安全，没人会像以前一样看待我了。"从某种方式上来说，她只看到了她被强暴这个事实的表面，然后得出了一个错误的结论。她曲解了事实。在那个关于冰棒的故事中，那位女士所相信的大部分也都是事实。她妈妈确实说过不给她冰棒，而且也确实给了她姐姐一根。她妈妈也确实告诉她如果她能好好吃一顿午饭，就也给她一根。但除此之外，她就曲解了，误解了，最后得出了一个错误的结论。而她的结论和那个被强暴的女人的结论非常相似："我不配被爱，我没用，我有问题。"这两个女人生活中那种缺乏力量、没有结果的状态也非常接近。当然，那个被强暴的女人碰到的问题更严重，但二人内心潜藏的信念确实是很相似的。

在抑郁的特蕾西、被强暴的女人及得不到冰棒的女人这三个案例中，一旦她们纠正了内心的谎言，她们就能理解事实了。然后，因为她们相信，所以力量就被释放出来，从那以后她们就得到了持久的结果。

一眼望去，似乎在得到持久的结果前找到全部事实是一件很难的事。但别灰心，其实没那么难。如果我们有一颗相对纯净的心，那我们在第一次看见或听见它时，内心就会了解事实究竟如何。它会与我们的内心最深处产生共鸣，接受本我的审视。这是因为我们体内有一种机制叫作"良知"。它的主要作用就是要帮助我们寻找事实。但是，如果关于某事心中有太多谎言，那良知的声音就会减弱，或至少产生困惑，出现自相矛盾或否定的声音。所以关键就在于要清除内心的误解，而这种误解就存在于我们的细胞记忆中。

直到最近，这仍然不是一个很好解决的小问题。人们可能花费数十年去进行心理咨询和治疗，或者像特蕾西一样，买上满满一墙自我治疗类的书，到头来却一无所获。这是因为人们试图用一些工具来修复细胞记忆，但却用错了工具。直到2001年"治疗密码"被发现，我们才有了一个简单的工具可以持久有效地治疗这些问题的根源，而非只治疗症状。更多内容，请看下一章关于"治疗密码"的内容。

祈祷的地位

我不想造成一个印象，就是在"治疗密码"被发现之前内心问题是无法被治疗的。所谓治疗内心问题，就是将心中的谎言替换为事实。而这已经融入每一位祈祷者的血液，也正是《圣经》教会人们做的。问题在于，已经很少有基督徒真正完成这个过程，让上帝去清理内心的垃圾，将谎言替换为事实。只是，"治疗密码"和祈祷并不是一个层级的事，也不能替代它的作用。它所能替代的只是之前提到的"掩盖"这种方式。"治疗密码"如我们所示，效果更好，因为它治愈的是根本，而并不只是缓解症状或进行掩盖。"治疗密码"可以和祈祷同时进行，你在下一章的内容中就可以看到。我通常都是先祈祷，请上帝选择任何有效的方法，其中也包括"治疗密码"。

现在，让我们来看看在本书第一章中我所承诺的，让你得到你想要的结果的5个步骤：结果、力量、信念、理解、事实。如果你有勇气将这5个步骤应用于你想改变的事情上，那你就能得到想要的结果。

这是不是意味着你此前想要的结果，就一定是你最后得到的结果呢？不是这样的。这其实意味着你会得到最好的结果，也许是你此前想都不敢想的。

你来评判

好，到了你来评判的时间了。我们在本书开头许下了一个承诺，而且我们相信已经将实现它的方法呈现在你面前了。我们希望你能看到一个事实，就是要想找出一个这种疗法解决不了的问题是相当困难的。如果你有情感问题，那是因为对方并没真正地理解你们之间的关系、你的生活、现实状况甚至是他们自己。而一旦理解了真正的事实，那么导致问题产生的根源也就迎刃而解。

如果你的人生中遭遇了职业问题、财务问题或成就问题，我们向你保证，阻碍你成功的东西正是对事实的误解。是它阻止我们去做那些能带来成绩、让我们走向成功的事情，反而让我们去做那些会对我们造成损害、不利于我们得到想要的结果的事情。换句话说，我们相信的是一个谎言，它将我们成功所需的力量夺走了。

当然，如果你有健康问题，根据当今各医学院和杰出人才的最新最棒的研究，相信了非事实通常都会成为健康问题的根源。它激起了身体的压力反应，将细胞封闭，所以我们最后会生病。

所以，如果我们对自己的承诺已解释清楚，而你也看到解决问题、实现梦想的希望，那我们就希望你能进行最后一步，翻开下一页来学习那种机制，它将为你的人生、健康及财富打造一个新的基石。在第二部分，我们会将之梳理整合，向你展示到底如何治疗导致问题产生的压力——既包括来自有害细胞记忆的无意识压力，也包括来自周围环境的有意识压力。在今天结束之前你就可以开始迎接人生新的变化了。

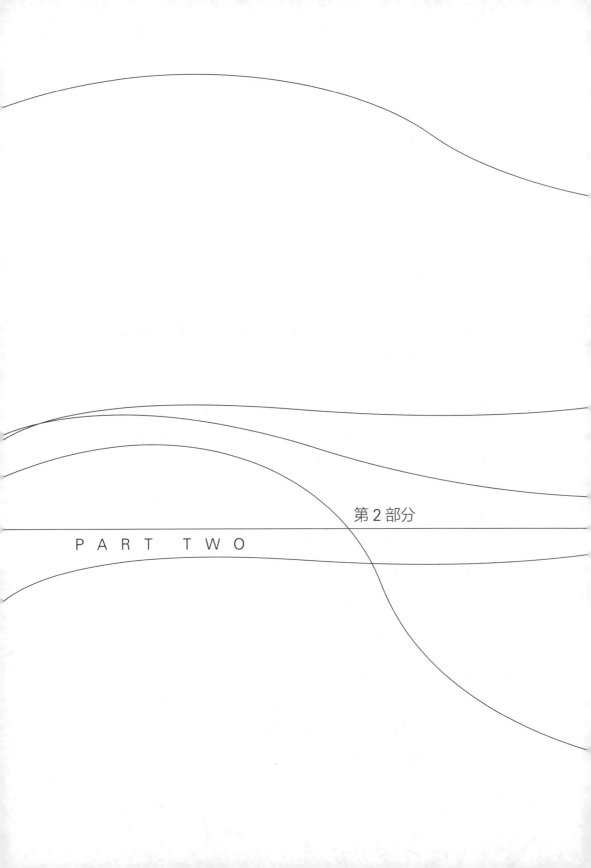

第 2 部分

PART TWO

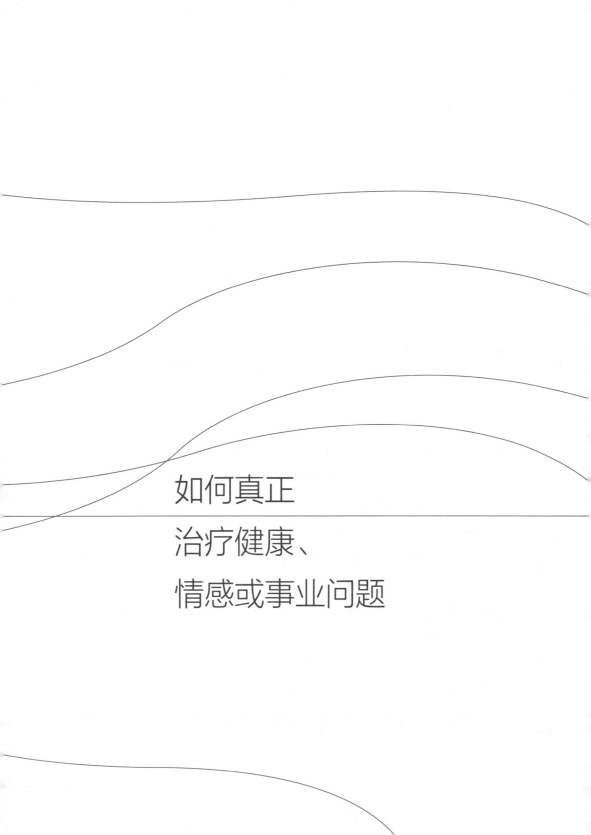

如何真正

治疗健康、

情感或事业问题

第九章

治疗密码是什么？

过去40年中，最受欢迎、曝光率最高的自我治疗方法就是积极思考、意图分析和掩盖等等。从解决问题的角度来说，这些方法中都有一部分事实因素，但同时也有非常关键的因素缺失了。我之前已经提到了我们家客厅里有满满一墙自我治疗和心理学方面的书籍，就像一座小型图书馆。几乎你能想到的每个自我治疗方面的专家都在特蕾西的这个小型图书馆里。不仅如此，极度追求完美的特蕾西还试过了每一个项目、每一种技巧以及合法的治疗建议。但她仍然总是抑郁。

你也许会认为这是一个特例。在我开私人诊所进行心理咨询和治疗的那些年里，为了弄清楚这个问题，我曾在患者之中做了一个非正式调查，这些患者的问题从主要的身体疾病到主要的精神疾病，从情感纠葛再到各种成瘾症。我会问他们两个问题。

第一个问题是："关于你自身的问题，你觉得应该怎么做比较好？"在这几百个我问过的人中，只有两个不知道正确答案。一个是精神分裂症患者，另一个是叛逆的十几岁的少年，我非常肯定他知道正确答案，只是他不想告诉我。

第二个问题是："你为什么不这么做呢？"回答可以分为两类："我不知道"或"我做不到"。所有这些患者——再重复一下，所有这些患者——都在尽其所能地解决这些问题，或者过去曾经这样努力过，但是最终都陷入了绝望的窘境。这个发现并不是孤立的，任何一位有专业水准的咨询师或治疗师都可以向你讲解这种现象。

　　所以为什么这些畅销数百万的书、技巧和项目却对那些渴望得到帮助的人不管用呢？就像大多数真相一样，答案其实很简单。这些东西没有一样有治疗问题根源的能力。证据？证据就是如果有这个能力，那问题早就解决了——不仅仅是对几个人有效，而是能持久、可靠地对身体上和非身体上的问题都有效。

　　我怎么知道这种疗效是否有成功的可能性呢？首先，根据相关的理论和研究，全面彻底的治疗是应该能实现的（记住秘密1、2和3），尽管从历史上来讲，我们从没有一种机制能实现这个设想。更重要的是，这却正是"治疗密码"发挥作用的地方，自它在2001年春天被发现以来，带给我们的体验说明了一切。

　　接下来，你会读到一些被治愈的患者写来的感谢信。我们附上更多这种感谢信是为了向你展示其可能性。这些故事都是患者自发写的，他们来自美国50个州以及全世界90个国家，而他们的生活在过去8年甚至更多年之前就被彻底改变了。无论何时你准备好进入本章中的"它是什么"及"怎么做"的部分，那尽管跳到157页开始读吧！

　　但在你跳过之前，我们还是极力建议你至少翻一翻接下来的几页内容。为什么呢？因为这些是真实的人，就像你一样。男人、女人、年老的、年少的、患病的、健康的、充满希望的、绝望的——所有像你一样在努力寻找良方的人（否则你就不会读这本书啦）。我们甚至还收到过对于宠物也有神奇疗效的感谢信。我们希望你能在接下来的几页内容中找到你自己，那会给你希望，让你在又一次白白浪费一天之前能采取些行动。

顺便说一句，你会在本书中看到"治疗密码体系"和"治疗密码"两种说法。"治疗密码体系"是一个用具体的密码去解决具体问题的系统，可以覆盖你生活中的各个问题。而"治疗密码"则是一个"通用的密码"，是我们数年来通过对各种人各种问题的测试而总结出来的。它们以同样的步骤为基础，也都针对潜藏的内心问题的疗愈。写下面这些感谢信的患者都使用过"治疗密码"或"治疗密码体系"。

"治疗密码"的实战记录：来自使用者的感谢信[1]

无法宽容

我在东海岸度假，为的就是躲开我丈夫。开始做"治疗密码"后真的给我带来了很多好处。我感觉自己和之前不同了，很多时候心情甚至开始愉悦起来。我发现自己对每个人都有这么多的爱。每个接触到的人在我眼中都不同了，我看到他们身上焕发出新的光彩。好长一段时间以来我对丈夫都有一种无法宽容的情绪。我对他的负面情绪等级达到了10级。随着回家日期的临近，这种情绪完全笼罩了我。我决定集中心神重新面对这种无法宽容的问题。当我到家时，我和丈夫坐下来聊天，而我的负面情绪都不见了！我非常惊讶，因为这些年来我已经认为这是不可改变的事了。而现在的负面情绪却是0级！

——特纳

1　要想看视频版本的感谢信，可以访问www.thehealingcodebook.com。——作者注

幼儿对父母死亡的恐惧

我的女儿凯尔茜今年10岁。在我的记忆中，她总是让人不放心，总是需要很多关注，而且也很黏人。从过去五六个月到现在，已经发展到了让人无法忍受的程度了。我和丈夫已经绞尽脑汁却毫无办法。凯尔茜被死亡问题困扰已经很长时间了。她晚上会做噩梦、失眠，白天会哭个不停，没办法上学，情绪跌到低谷，因为她认为我或她爸爸会死掉。

我的弟妹鼓励我们在她身上试试"治疗密码"。我不知道如何能让女儿去做，也不知道如何能让它看起来简单一些。她似乎对此很放得开，所以我让她在心中想象一幅困扰着她的图像。她照做了，结果开始哭泣，负面情绪也到了10级。她选择了她的事实陈述，然后我开始让她做"治疗密码"使自己平静下来。她开始深呼吸，很快就放松下来。我们没想到她能在那里安安静静地坐着，因为她通常都非常烦躁不安。她就静静地坐在那儿，看起来很放松的样子。结束治疗后她已经明显不一样了。我非常兴奋。她说她的图像（记忆）几乎是0级，而且她似乎也十分高兴。她不停地让我继续在她身上做"治疗密码"。第二次她调了一幅不同的图像，同样负面情绪达到了10级。结果治疗完后，她再一次说那幅图像已经不再让她困扰了。她再没有任何图像了，感觉很棒。她变成了一个截然不同的小女孩。我感谢上帝赐予我们"治疗密码"。我在我女儿身上亲眼见证了奇迹的发生。

——苏

脊柱侧弯及慢性疼痛

我从7岁开始就患有脊柱侧弯，为此曾打了5年石膏来矫正。到20岁时，我患上了慢性疼痛。这些年来，我一直在接受脊柱指压按摩、瑜伽、肢体训练、营养治疗等多种疗法，也有一定缓解，但效果总是非常短暂。我总是没办法处理好压力，所以外界的每件事都成为诱因，让我感觉难以承受。我第一次做密码后，就感受到了神奇的疗效。首先我感觉到很深层次的放松感和平静感。我身体上所有的疼痛都消失了，浑身轻松，人也平静下来，注意力集中了，身体运动也协调起来。我患有这种身体上的疼痛已经有30年了，现在我却得到了解脱。

现在我做"治疗密码"已有两个半月的时间了，我的肺开始干净了，感觉身体正在排毒，我的脊柱也开始直了过来。被脊柱侧弯的压力挤压在一处的骨头也开始逐渐舒展开来。多大的变化！一直以来我每周只能工作3天，因为再多我就承受不住了，但即使这样，我也要花上3天时间来恢复。现在上完3天班回到家后我却感觉好极了。我已经准备好享受生活，而且我处理压力的能力也好像长进了不少。谢谢你给我们这么神奇的自我治愈技能，洛伊德博士，也谢谢你能将其与众人分享。

——凯瑟琳

手术数年后重新恢复机能

我丈夫和我一起做"治疗密码"已经有3个月了。我发现我们不仅感觉更好了，而且也更开心，更外向，比以前更有自信了。即使我们的婚姻都走过50年了，仍然有很多事情让我们可以一起学一起做。3年半到4年前，我丈夫患上了癌症。他的左半边脸做了手术，还遭受了放射治疗的痛苦。他的左脸从此失去了知觉，无法再分泌唾液，味觉也都消失殆尽。现在，这些失去的东西又都回来了。他的左半边脸已经有了知觉，消失多年的味觉也回来了，吃东西也有味道了。干嘴症也消失了。我发誓看到他光秃秃的头顶上已开始长出头发了！医生曾说他恢复得和预想的一样。但是做了"治疗密码"后，他恢复得更好，这让我们非常高兴。感觉自己真的受到了上天的眷顾。

——玛丽莲

精神及行为治疗（成瘾症）

我是先注意到"治疗密码"可以治疗精神方面的问题，然后才发现它也能治疗身体上的问题。其实最开始我购买"治疗密码"是冲着解决身体问题去的。但有趣的是我越勤奋地用密码来治疗身体疾患，越能感受到精神方面的问题在逐渐消失。之前我接受过非常好的心理咨询，还参加了12步治疗小组[1]。尽管我知道这些方法已经带给我不少治疗效果，但"治疗密码"却带给我健康的行为——从意识里的思想过程到自然而然的行动。这是一个全新级别的自由，我对此非常感激。

——杰米

---

[1] 12步治疗是一个通过一套规定指导原则的行为课程来治疗成瘾症、强迫症及其他行为习惯问题的项目。这个项目是由一个名为匿名酗酒者（AA）的人发起的，本来是作为一个治疗酗酒习惯的方法。——作者注

失眠

你都不知道"治疗密码"让我多开心。我的睡眠形式几乎立即改变了。我这一生中都被失眠困扰着，反反复复永无休止。而我现在睡得无比香甜。我坚持做"密码"，我相信它也能治好我其他的问题。

——赫勒

极度疼痛（ 三叉神经痛 ）

8年来我备受疼痛煎熬，而这种疼痛是一种叫三叉神经痛的疾病带给我的。这是一种极度的脸部疼痛，咀嚼、说话、刷牙、碰触……甚至只是对着脸颊轻轻一吹都可以引发。有时我只能一动不动地躺在那里，一分一秒地忍受着脸部那尖锐的、撕裂般的疼痛。甚至当我不疼时，我也会持续处于恐惧的情绪中，等待下一波闪电般突然来袭的疼痛。

在使用"治疗密码"仅两个星期后，我就感觉疼痛减轻了，无论是程度上还是频率上。又过了一星期，我竟然有一天半的时间没疼……此后疼痛的程度和频率就一直在逐渐稳步减小。到现在已经过了两个月，我想告诉全世界刚刚过去的这一周我竟然完全没遭遇疼痛！这太惊人了！！我以后会继续每天都做"密码"，会坚持一辈子的！感谢你们！

——莎拉

背部损伤和偏头痛

我背部受伤很严重，因为有一次拎了一个非常非常重的工具箱，几天之后背部的疼痛已经到了无法忍受的程度，而且还转移到了腿上。我找过两位按摩师，但这一次他们完全不管用。后来我给我的私人医生打电话，她给我开了一份处方和一份肌肉松弛剂，又让我做了6周时间的物理疗法。还是没用。有位好朋友告诉我"治疗密码"，我就试了。当时的我什么都会试一试的。几天之后我就觉得有所好转，一周之后我再也不疼了。我简直无法相信。我鼓励我丈夫也试试，看看对他是否有效。结果他的偏头痛也有所好转了，现在他正在用"密码"来治疗低血糖症。

——乔伊斯

糖尿病

我患有糖尿病，过去10年一直依赖胰岛素，每天要注射4次。但让我忧虑的是，已经开始出现并发症了。首先是手脚冰凉，然后是眼睛不舒服，腿疼，一晚要起夜三四次，总是感觉很疲劳，脾气很糟，而且很容易就觉得有压力。

好吧，你会问，到底有哪些改善呢？我在家做"治疗密码"有3个星期了，现在腿不疼了，上坡时也感觉轻便多了。我还注意到了好多变化，比如夜间不再起夜了，不再感觉到疲劳了。我的脚部知觉更加明显，也不总是冰凉了。还有，我家人很快感受到的一点是，我的脾气不再总失控了，变得非常平静，也不再总是因为一些小事就有压力。

我的糖尿病痊愈了吗？此时我会说不，还没有。但我会说，我已经逐渐减少了注射胰岛素的剂量，因为我的血糖水平在下降。到现在我刚做了4个星期的"治疗密码"，但我已经感觉好多了，比我这10到15年来的感觉要好得多。

——史蒂夫

宠物也被治好了

我做"治疗密码"已经有几个月的时间了，效果当然不错，可都比不上我昨晚经历的一切。我家里养着许多奇异的宠物。昨晚我下班晚了，回到家照顾这些小家伙们就比平时动作要快。有一只小蜥蜴跑了出来，我忙忙活活一直没注意到，直到最后不小心踩在了它的脑袋上。

它眼睛里和嘴里都流出了血，我感觉它脑壳都碎了。我心疼得要命。它已经奄奄一息。我以为它死了，我把它放在纸巾上，想着"密码"，给它做了一个45分钟的疗程。我一直在检查它的情况。它的呼吸非常微弱，丝毫没有意识。两个小时后，它已经回到正常状态，但是眼睛还一直闭着。到了今天它双眼都睁开了，而且行动一如往常。谢谢你们给了我这么不可思议的疗法！

——比尔

癌症

当我最好的朋友知道她患上了转移性黑色素瘤后，我用"治疗密码"结合严格的饮食控制来帮她将免疫系统回归正常。最近她的CAT

（计算机X射线轴向分层造影扫描）结果显示她的肿瘤已经彻底消失了。我们正在急切地盼着下一个血液测试的结果，看她的免疫系统是不是已经平衡了。

——威廉

为家庭成员治疗（痔疮）

这些年来，我试过不少治疗方法，但收效甚微——情绪自由技巧、塞多纳灵疗心法、双脑同步冥想、气功、营养疗法——我甚至试过催眠。

所以你可以看到，我一直相信会有一种能帮我找到内心平静并治愈自身的方法，并为此苦苦寻找。我知道总有一天我可以找到那个"关键疗法"来治疗我自己及我爱的人。嗯，现在我已经找到它了，它就是：治疗密码！

我几乎消除了这一辈子积攒的错误信念，其中一些已经影响到我的事业、健康和情绪稳定——而消除的过程是如此简单！我自然而然就瘦了下来，我甚至能够帮助其他我爱的人来缓解他们的健康问题！

其中一个例子就是我丈夫的痔疮。他患痔疮已有20年了，这几年越发严重，让他非常痛苦。我好不容易劝动了他去看医生，但是能挂到的专家号最早也要3个月之后。所以，我就给他做"治疗密码"了！

到了预约好的那一天，他说他已经不需要去了，因为他认为自己的痔疮已经没有了。我当时以为他只是找托词不想去看医生，所以，我坚持要他如约去看病——实际上，我是陪他一起去的！结果怎样？那个痔疮专家找不到任何痔疮存在的证据！他甚至不知道我丈夫干吗要找他。随后专家又让护士检查了一遍，也没有。我丈夫都惊呆了，只是问："真的吗，你确定？"最后，没用任何治疗，他就恢复了健康！

我丈夫现在每天都要我给他做"密码"——我通常都会答应他！

所以，我可以说我的寻找过程已经结束了，我已经找到了万能的治疗法，无论是对身体、头脑还是心灵都有奇效。如果有人怀疑的话，我会说，你只要怀着开放的心态试一试，立马就会坚信不疑了！

——劳瑞

奇迹，还是一个新的范式？

这些疗效听起来是不是很像奇迹？如果是，那么请想一想圣·奥古斯丁的话："奇迹发生并非有悖于自然，而是有悖于我们所认知的自然。"上帝造人时，就在我们体内留下了"神奇"治疗的可能性，这是他创世时原本就设计好的，而这神奇的治疗如今仍可为我所用。"治疗密码"虽然是最近被发现的，但是其治疗的机理却一直存在于我们体内。而它最近才被发现的原因也许是，此前我们的科学水平还无法理解它的工作原理。之前它一直被埋藏，是因为我们没有理解它的能力，而如今因为最新的进步又重见天日。

所以，现在我们就来揭示："治疗密码"是怎么起作用的，又为什么会这样。

缓解压力的生理机制

正如我们整本书都在说的，压力是一切疾病的根源。"治疗密码"起作用的方式就是从根本上消除压力。心能研究所的研究显示，如果压力被移除，连基因都可治愈。他们确认了一种非常强大的治疗之源，甚至能修复损伤的DNA。

"治疗密码"的发现揭示了一种能自动激活心能研究所提到的治疗之源的物

理手段。利用这个治疗之源，一个"治疗密码"可以通过改变有害记忆图像背后潜在的有害能量的形式或频率来达到治疗效果，将有害记忆转为健康记忆。

治疗能量通过指向体内4个治疗中心的不同组合，来治疗不同的不健康的信念和记忆图像。这些治疗组合可以比做DNA中的4种氨基酸。世界上任何两个人之间的差异都是由这4种氨基酸以一种特定的组合方式来决定的。

这与最近的研究发现不谋而合——我们的记忆图像其实储存在身体每个细胞的能量信息场里，类似于DNA（这也解释了为什么接受器官移植的患者会感受到捐赠者的记忆）。当你做"治疗密码"时，能使这4个治疗中心形成一个恰当的组合，那我们相信你就能洗刷体内的每一个细胞，让其流过健康的治愈能量。

所以，到底什么是"治疗密码"，它又是如何触发一个如此伟大的过程的？

4个治疗中心

与其说发现了"治疗密码"，还不如说发现了体内的4个治疗中心。这4个治疗中心又和体内每个细胞的控制中心相协调。这些治疗中心的作用就像一个隐藏的电箱，只要打开正确的开关，就可以治疗任何问题。而其发挥作用的方式是通过消除体内将开关关闭的压力，进而允许神经免疫系统恢复工作，去治疗体内出问题的地方。

如果你跟随健康能量穿越4个治疗中心进入体内，那么你将会发现以下几个生理系统：

鼻梁：垂体（通常也叫主腺体，因为它控制着身体内主要的内分泌及多种激素的释放）和松果体。

太阳穴：拥有更高级别功能的左右脑和下丘脑。

颌：活跃的精神大脑。包括扁桃体和海马体，还有脊髓和中枢神经系统。

喉结：脊髓和中枢神经系统，还有甲状腺。

换句话说，你会在体内的每个系统、每个器官和每个细胞中都会发现这些控制中心的存在。治疗的力量就通过这些中心流到它们那里。

"治疗密码"是如何激活治疗中心的

治疗中心是靠你的手指来激活的。一个"治疗密码"就是一套简单的手势。非常简单易行，一个六七岁的孩子也能轻易学会。做"治疗密码"时，你每只手的5根手指在离身体2~3英寸（大约5~8厘米）远的地方，全部指向一个或多个治疗中心。双手和手指会将能量流输入治疗中心。

治疗中心激活了一个能量治疗系统，其功能与免疫系统并行，不过并非杀死病毒和细菌，而是瞄准与问题相关的记忆，将那些负面的、有害的能量频率清除，从而替换为正面的、有治疗效果的能量频率。

当作"治疗密码"时，细胞沐浴在健康的能量中，不健康的能量实际上已经被正面的能量所取代，这个过程很像是降噪耳机将有害的噪音频率屏蔽掉。在有害的能量频率被清除后，记忆图像就会与健康的能量产生共鸣，进而让细胞、器官、身体各个系统都恢复健康状态。治疗的能量会将储存在体内和头脑中的细胞记忆中的有害能量转化，最终达到影响体内细胞生理机能的效果。

为什么叫"密码"？

我们称其为"治疗密码"的原因是每一个疗程都有一套编码顺序。我们在毛伊岛演讲时，很巧遇到一扇门是使用密码来作为钥匙的。门外有一个键盘，要输入一个四位数字的密码，所以当我们来到门前时，就在键盘上敲入密码（"哔""哔""哔""哔"），然后咔嗒一声响，门就开了。也许你家车库也是用这样的密码锁，原理都是类似的。

这就是"治疗密码"起作用的方式。这套疗法按照一定的先后顺序开启了4个治疗中心，形成一套组合。这个先后顺序对消除体内的压力非常关键，尤其是针对特定问题，在治疗与之相关的细胞记忆时。使用"治疗密码"时，用手指激活治疗中心的平均时间是6分钟，你可以舒舒服服地躺在摇椅上做。我们的记录显示，甚至有人在打电话时做、在看电视时做、在读书时做等等。

在下一章中我们给你的"治疗密码"将会用最佳的顺序来激活所有的4个治疗中心，我们认为，这也是为什么它能对几乎所有人、所有问题都有效的原因。

有没有证据证明"治疗密码"真的管用？

像我们之前所说的，对"治疗密码"的认证建立在：

1.数千位患者进行自我治疗后的反馈，所涉及的问题多种多样，甚至包括一些被认为难以治愈的病症。

2.主流的诊断方法心率变异性测试显示使用"治疗密码"后体内的压力持续减轻。

这是一个相对较新的疗法，对疗效的认证还在进行当中，需要有一个渐进的过程，就像我们对"治疗密码"工作原理的理解也是如此。

这种情况并不少见，甚至有些东西已经被用了几十年，使用者超过百万人，还是会遭遇到这种情况。举个例子来说，我们也许对某种药品是如何起作用的并不了解，但是我们相信它管用，所以我们就会使用它。你也许会惊讶地发现研究人员对好多常用药品的工作原理都不清楚，而其中一些已经用了几年甚至几十年之久了。下面是一些取自《临床医生案头指导手册》[1]——一本医生使用的初级参考书，可以指导他们如何开药——的例子：

> 异维甲酸："异维甲酸的作用机理还未知。"
>
> 舍曲林："舍曲林的作用机理被认为与其能抑制中枢神经系统的神经元摄取血清素有关。"
>
> 阿普唑仑："准确的作用机理还未知。"
>
> 维思通："维思通的作用机理，像其他抗精神病药物一样，还未知。"
>
> 双丙戊酸钠："双丙戊酸钠发挥其治疗作用的机理还未建立。"

以上这些是取自几个主要药物类别的典型例子，《临床医生案头指导手册》中还有许多其他药品的作用原理也是未知或不明确。

貌似是奇迹，其实只是一个新发现

让我们重新说一遍圣·奥古斯丁的名言："奇迹的发生并非有悖于自然，而是有悖于我们所认知的自然。"

尽管我们很早就知道有害能量形式会导致压力和健康问题，但当代医学却对此鲜有解决办法。真实原因你很少会听到，是因为没人能找到一种稳定可靠的、效果持久的方法将体内的有害能量形式转变为健康的能量形式。更有甚者，甚至有这个念头都与当代主流医学的范式相悖，因为主流医学主要

---

1 原名为 Physician's Desk Reference（PDR），是一本美国医生必备参考书，收入了 2 800 多种 FDA 核准的处方药，包含了药品的处方规格、基本辅料、使用说明书、药理、毒理、临床应用，甚至有的还有药品的包装图片，十分详尽。医师靠着它，能够更准确地开立处方。——作者注

关注生物化学层面的治疗，而并非生物能量层面的预防和治疗。

根据物理学原理，一个频率会被和自己对等而相反的频率替换掉。要让"治疗密码"发挥作用，必须找出相关的无意识记忆，必须确定它们的频率，必须创造一个对等却相反的频率。而"治疗密码"做到了！

它不光做到了，而且有效率高达100%。在墨西哥的一次宣讲会上，142名与会者用"治疗密码"来治疗他们人生中最大的问题以及与之相关的记忆，而这142人记忆中的负面能量全都由10级降到了0级或1级。有了这样的结果，我们就必须了解这个好像专为治疗而生的系统了。自然界中，如果某事发生的概率高达99%以上，那我们对其连研究都不需要做了。松开手球会往下掉，这谁都知道，而且早在对重力有所了解之前就深信不疑了。

而且，"治疗密码"不仅管用，效果还很持久。如之前所言，心率变异性测试显示人们在做"治疗密码"很长时间之后仍然处于平衡状态。在和使用脉轮、经络（穴位）的能量系统的疗法进行对比测试时我们发现，心率变异性测试显示人们使用这两种方法都能很快使自主神经系统恢复平衡（使用经络疗法的10人中有7人，使用"治疗密码"的10人中有8人）。但是，24小时后，使用经络疗法的10人中，只有2人仍处于平衡状态，而使用"治疗密码"的10人中却有7人保持着平衡状态。这样的结果实在是前所未有。

根据我们的经验和研究，我们认为治疗这些负面能量正是"治疗密码"所做的事。而且好消息还不止于此！"治疗密码"治疗负面的记忆图像、信念、想法和感受，这个过程却不需要你在意识中去关注。

一个"治疗密码"——只针对内心中负面的记忆图像——却能够治疗我们人生中身体和非身体问题背后潜藏的压力和错误的信念。

我们也许目前还没办法对其进行完整的阐释，但是我们相信，我们已经了解了"治疗密码"带来的看似神奇的治疗能量的本质是什么了。

神奇的治疗能量是什么？

就像所有颜色的光都包含在纯净的白光中，同样，我们也相信所有的美德（勇气、诚实、忠诚、欢乐、平和、耐心等）都包含在纯粹的爱之中。

事实上，我们相信纯爱的能量频率可以治愈任何东西——而且它可能是唯一能做到这一点的力量。爱的振动频率是最终的治疗之源。

这个理论的科学依据是什么？

几年前，有人将爱和其他品德的频率进行分离和量化，发现爱的频率就在我们内心深处的每一段有爱的记忆中。我证明给你看。

想一想人生中最令你高兴的、有爱的记忆。花点儿时间，闭上眼睛在心中将这段记忆细细回想，重新经历一遍。有什么感觉？是不是感觉很好？从某种程度上讲，即使这是发生在很多年前的事，是不是也像重新经历了一番一样历历在目？为什么会这样呢？

一旦你找到并激活一段有爱的记忆，那么，爱的频率就会传遍你的身体，并产生相应的生理治疗效果。正如之前所提到的那样，心能研究所发表的研究结果证明激活这些正面的记忆可以修复受损的DNA。

就像有爱的记忆将治疗频率传遍全身一样，痛苦的、有害的、扭曲的记忆也会传送致病频率。根据利普顿博士的研究，这些有害频率会向身体传送一个信号，让我们将目前的情况解读为一种威胁，尽管事实并非如此，但这会让我们的身体处于压力状态。我建议你也做一下这个实验。回想一段至今仍然会让你痛苦的记忆，并注意一下自己的感受。如果你回忆的时间足够长，你不仅会感觉很糟糕，而且还会将细胞调至"自我保护模式"，让你的神经系统进入"战斗或逃跑"状态。

不幸的是，你的无意识会在你不知情的情况下关注这些有害图像。这会给你的身体带来生理伤害，和你意识里那些负面想法和记忆带来的伤害一样严重。许多人每天行色匆匆，丝毫不知自己体内正在进行着"创造疾病的过程"，直到病情加重时才发现。这就是为什么我们问题的根源在90%的情况下都是无意识的，使得我们在意识里几乎不可能找出给我们带来身体、情感及精神问题的原因到底是什么。

好消息是，从根本上治疗这些问题的关键就在人们的内心而非外物中。需要做的就是找到一种方法，能提取内心爱的力量，并用它来治疗有害的可致病的记忆图像。

为什么你不能自愈呢?

如果爱之源已经在我们体内发送着治疗信号，那么为什么这些记忆图像不能自我治疗呢?

这就要追溯到秘密5。问题就在于，在治疗能量在周身传送时，一些特定的记忆或图像似乎受到保护，不允许被治疗。也许如心理学所描述的那样，是一段隐藏的或压抑着的记忆，但我们或许仍然可以完全回想得起来。好像头脑在这些记忆四周建起了碉堡或要塞，这么做是为了保护我们免遭类似事件再次发生时带来的痛苦，因为它认为，如果我们这根弦不绷紧的话，很可能会再次受到伤害。其实，避免痛苦是好事，但是头脑采用保护有害记忆的方式，却也容易阻止体内的治疗之源触及并治疗有害记忆。我们需要的正是一种能将治疗频率注入相关记忆，使其不再致病的方法。

这正是"治疗密码"所做的事。通过接触全身的爱与健康之源，"治疗密码"会通过手指将这些频率传送到4个治疗中心，进而将相关记忆的能量形式从有害转为健康，甚至那些被保护的记忆也不在话下。

人们一遍又一遍地告诉我们，当他们做"治疗密码"之后，那些记忆的伤痛似乎已经化解了，接下来，生理上的症状也消失了。我相信这正是那些物理学家所预言的，就像威廉·提勒博士所说的那样："未来医学将建立在控制身体中能量的基础之上。"

至此，我们欢迎你来试试"治疗密码"。它已经改变了我们的生活，也改变了太多人的生活，希望它也能改变你的生活。

体育与最佳表现

我是一名职业运动员，上过电视、杂志封面、报纸头条等等。我早年离家进行刻苦训练，为的就是能成为一名世界级的职业运动员——我做到了。我试过了所有的最佳表现心理治疗和训练，也访遍了纽约和洛杉矶最负盛名的医生和专家。

不过，所有这些疗法都是在教你如何"掩盖"那些让你止步不前的问题，或是教你利用一些精神技巧来忽略它的存在——这些技巧大多不好用，还特别费事。"治疗密码"却做到了别的疗法没做到的事：它治愈了限制你、阻碍你前进的事情的根源，此外还赐予你力量，让你发挥出最大的潜能！最棒的是，"密码"起效快，方法也十分简单，简直可以说毫不费力。它真的能改变你，让你为成功做好准备！

——迈克尔，洛杉矶

免责声明&知情同意

"治疗密码"及其衍生出的"立竿见影法"只以信息传播和教育为目的，并非有意用于诊断、开处方、调理及治疗任何疾病或精神状况。美国食品药品管理局并未对此进行评估，所以我们也不做出任何能够治愈的声明和承诺。

感谢信代表的是"治疗密码"的一些典型疗效。不过结果会根据个人的使用情况和不同心态而发生改变。提供感谢信的个人没有获得任何形式的报酬。

所有"治疗密码"技巧——包括本书中会提到的"通用治疗密码"和"立竿见影法"——都是用于放松、缓解压力、平衡生物能量系统的一种自我治疗技巧，无意替代医学治疗。任何行动或不作为都不应该仅以本书中的内容作为依据。而读者或患者应该就相关的健康问题咨询适合的专家。"治疗密码"针对的只是所罗门王三千年前所说的"内心问题"，任何身体或精神疾患都没有所谓的"密码"。每一个"治疗密码"所关注的都是内心的精神问题。当这些精神问题得到治疗时，生理压力会大大减弱，免疫系统的功能也会增强。除非受到了压力的压制，否则免疫系统能够治疗任何问题。使用"治疗密码"时，我们的重点百分之百放在"内心问题"上——只放在这个问题上。

"治疗密码"也不是任何形式的心理咨询或治疗。它是一种治疗工具，在2001年被发现，2004年开始面向公众推广。任何"治疗密码"所针对的都只是内心有害的图像（记忆），而且应该按照我们指导的那样来使用。偶尔为之或三心二意地使用"密码"都会减慢治疗过程，削弱治疗效果。我们不建议任何人中断或拒绝医学治疗或心理咨询。

"治疗密码"理论及时间都以经验为基础。在2001年发现"治疗密码"体系后，我们用了一年半的时间进行测试，然后又用了一年半的时间进行包装，以便能让大众轻松上手，在家就能使用。这个疗法独一无二，自成一派。我们从未听人说见过这样的疗法。

根据保罗·哈里斯博士的说法："这是健康领域唯一有百利而无一害的疗法。"尽管这句评语并非夸大其词，而疗效也都有目共睹，但我们却无法保证你也会获得同样的疗效。你可以合理期待的是，通过"治疗密码"，你的"内心问题"将得到治疗或改善，而做了"立竿见影法"之后，你感受到的压力也会减小。

所以，本书中所提到的方法不应替代专业医生的建议及治疗。此处提供的信息和观点以最好的知识、经验及作者的研究为基础，虽然准确可信，但读者如果因此不去咨询合适的健康专家，要自行承担相应的后果和风险。

如若使用本书提供的技巧，那就等于默认了你已阅读、理解并同意此免责声明，也就此达成了知情同意。

第十章

6分钟的
"通用治疗密码"

本书中，我们一直在提到"治疗密码"，因为那是我在2001年发现的一套疗法，也是我所有数据的根基所在。

在治疗了数千位患者，做了无数现场宣讲、测试之后，我们可以得出的结论是，确实有一个治疗密码对几乎所有人、所有问题都有效，也许因为它激活了所有4个治疗中心。这个"治疗密码"像是一个"万能密码"，可以释放能量来治疗任何形式的压力。

你只需要花几分钟的时间来学习这个"治疗密码"，但结果会让你受益终生！

记住，你也可以对其他人使用"治疗密码"，甚至是宠物。只要严格遵循指导即可！

关于祈祷

"治疗密码"包含了祈祷。在医疗领域，祈祷是最广为研究的行为之一，也一次又一次被证明有辅助治疗的效果——即使患者不亲自祈祷而是由他人代为祈祷也是如此。对我来说，祈祷通常都是最先开始做的功课，甚至要放在做"治疗密码"之前。"治疗密码"只是一个工具，就像一把崭新的神奇的螺丝刀，可以做到其他螺丝刀力所不及的事情，但它也只是一把螺丝刀而已。最重要的则是你与上帝之间的关系，以及你会怎样处理这个问题。所以我们强烈建议你把祈祷放在首位，而把"治疗密码"作为过程的一部分。（一位患者曾说"治疗密码"是"把祈祷放在类固醇上"。）

"通用治疗密码"怎么做

后面展示了4个练习姿势，请按照它们的排列顺序依次进行，双手离身体2~3英寸（大约5~8厘米），手指放松地指向治疗中心，想象它们在"发光"（就像你的指尖是小小的闪光灯聚集到一起）。手指弯曲还是伸直没有关系，只要对你来讲最舒服就好，只要指尖瞄准治疗中心周边的区域。

指尖离身体2~3英寸的距离有时甚至比直接触摸治疗中心更有效。它会在能量中心的入口处创造一个能量场，让身体自动产生精确的正负极能量来用于治疗。至于为什么能使效果增强，还是我有一次在俄克拉何马州进行宣讲时偶然弄清了原因所在。有一位男士表示，将手指离开身体一定距离非常合理：因为这就像火花塞的工作原理一样。我不懂技修，听那位男士解释说，火花塞是不会接触到金属的，中间要有一定的空隙，让电弧从火花塞击穿空气打入金属中。他还说如果中间的空隙不够大就会出问题，因为力量就不够强了。对"治疗密码"来说也是同样的道理。让手指离身体有一定的距离才能创造所需的极性，产生更大的力量。

4个治疗中心

鼻梁： 鼻梁和双眉中线之间的区域。

喉结： 就在喉结处。

颌： 在颌骨的最后方，头部两侧都有。

太阳穴： 太阳穴往上一英寸半（3.8厘米左右），向后脑方向一英寸半，头部两侧都有。

每个治疗中心都有一个正常手势和一个休息手势，只有喉结除外。因为喉结的正常手势就是休息手势。之所以有休息手势，是为了让你把双手放在身体上休息，也会让你做疗法时更舒适。如同之前提到的，对正常手势来说，你的指尖对准治疗中心时要离身体2~3英寸。而休息姿势，你的指尖对准治疗中心的顶端，放在其下方或周围2~3英寸处。

在做休息手势时，不妨多花几分钟时间。如果你的胳膊虚弱无力，无法支撑你做足所需时间，那就试试休息手势，或在胳膊下垫一个枕头，或将胳膊肘撑在桌子上。就算你的手偏离了中心，还是会有疗效的。你想要得到治疗的意念远比保持完美的姿势更重要。

在做治疗密码之前，心中想着问题，然后给自己的难受等级打分，等级从0到10（10即为最难受）。这是评定你所取得的进展的最好方法，你会看到难受水平不断下降，直到最后降到0或1。

要在一个安静、私密的地方做"治疗密码"，因为那样你可以完全放松，没有任何杂念和干扰。

以下就是顺序：

1. 以困扰你的程度为事情打分。0~10，10是痛苦程度最高。

2. 确认与你的问题相关的感受和（或）不健康的信念。

3.记忆追溯：回想你人生中是否在另一个时候也有同样的感受，尽管情况完全不同。我们所寻找的是相同类型的"感受"。用不着绞尽脑汁去想——只是花点儿时间问问自己人生中是否有过和现在同样感受的时候。我们要找的是感受上的相似，而不是处境上的。如果你为了即将进行的一次医学测试而感到焦虑，你要问的是当你年纪更小的时候有没有也曾感受过同样的焦虑，而不是你是否此前也进行过医学测试。要锁定浮现出来的最早的记忆，然后对它进行优先治疗。

4.给这段最早的记忆评分，0~10。也许还有别的记忆，但是你要找的是最强烈的或出现时间最早的记忆，然后先治疗它。现在困扰我们的问题之所以会成为麻烦，主要就是因为它可以连接到以前一段未治愈的记忆并由其引发。当你治愈了最早或最强烈的核心记忆之后，其他所有附于其后的记忆都会同时被治愈。

5.说出治疗的祷文，在其中插入所有你需要解决的问题（"我4岁时的记忆"，"我的恐惧"，"我的头痛问题"，随便什么）。

"我祈祷，所有已知和未知的负面图像，不健康的信念，有害的细胞记忆和所有身体上的疾病，只要是与＿＿＿＿＿＿＿＿＿＿（你的问题）相关的，我都可以发现、打开并治愈。上帝会赐予我光芒、生命和慈爱，在我的体内流传。同时，我也祈祷治疗效果成百倍增长。"（这是为了告诉身体将治疗作为优先的事来做。）

6.然后就开始进入手势练习，每个手势做30秒，重复对不健康信念有治疗作用或特别针对你的问题的"事实真言"。当你做"治疗密码"时，重点不在于负面的东西，而在于正面的东西。要确保将4组手势全部做完再停下来（通常有几个顺序）。做完整个"密码"需要至少6分钟。要保证做完了全部4组手势才能停下。如果可以，最好多花些时间，尤其是当你的问题评分超过5

或6时。我们建议的6分钟已是最少,不能更短了。

(手势1)鼻梁:位于鼻梁和双眉中线之间的区域。

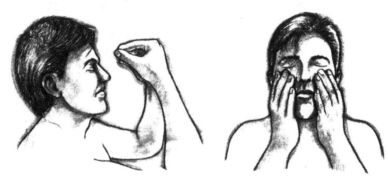

鼻梁主手势   休息手势

(手势2)喉结:就在喉结处。

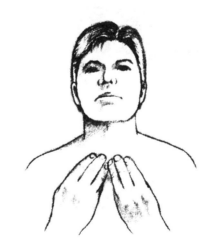

（手势3）颌：在颌骨的最后方，头部两侧都有。

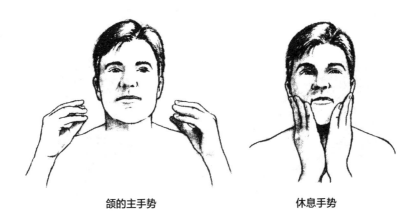

颌的主手势　　　　　　　　　休息手势

（手势4）太阳穴：太阳穴往上一英寸半，向后脑方向一英寸半，头部两侧都有。

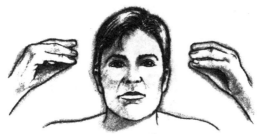

太阳穴主手势

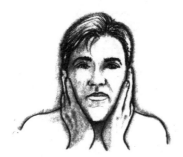

休息手势

7. 做完"治疗密码"后，再次给你的问题评分。当那个最早（最强烈）的记忆已经下降到0或1时，你就可以接着进行下一个最困扰你的记忆或问题了。

为其他人做"治疗密码"

你也可以代表其他人来做"治疗密码"，很简单，只要说出如下祷文：

"我祈祷，所有已知和未知的负面图像，不健康的信念，有害的细胞记忆和所有身体上的疾病，只要是与_____（你所爱的人的问题）相关的，我都可以发现、打开并治愈。上帝会赐予_____（此人的名字）光芒、生命和慈爱，在他（她）的体内流传。同时，我也祈祷治疗效果成百倍增长。"

然后在自己身上做"密码"，做完后，再次说出祷文："我怀着爱，将这次治疗的所有效果都传递给_____（此人的名字）。"

我们推荐你一天做3次"治疗密码"。当然你也可以根据需要做更多次，这样效果会更快。就算一天只做一次也是有效果的，但我们强烈建议你确保每天能做一次，时长也可以超过6分钟。持之以恒是关键。如果一天能做3次以上，每次6分钟，当然是最理想的，效果也是最佳的。

做"治疗密码"时，你可能会问的问题

当我做治疗密码时，应该抱着什么样的期待？

当你做"治疗密码"时，你最有可能看到两方面的变化：

1. 你所着重治疗的图像或记忆；

2. 由这段记忆引发的身体或非身体上的问题。

你的记忆图像会发生的改变：你心中要清楚"治疗密码"对内心中的图像只是治疗，而并非将图像从记忆中抹去。意思是附在此张记忆图像上的强烈情绪被消除了，而非图片本身消失。有许多人反馈说，在他们使用"密码"时，他们着重治疗的图像开始变得模糊，常常最后很难再看得清楚了。随着记忆被治愈，有些人描述说似乎是图像中的能量被抽走了，他们也不再受其控制了。此过程常常伴随着一股平静的感觉。当你身上或多或少也发生这种现象时，你就知道，你的图像已被治愈了。

最困扰你的问题会发生的改变：当你的图像被治愈后，通常你会看到其他困扰你的问题也开始发生改变。尽管如此，很重要的一点是有些问题只连接到一个图像，有些却会有很多个图像。如果用密码完成对一张图像的治疗后，最困扰你的问题毫无改变，不要灰心。继续努力治疗内心的图像，会有效果的，效果多大取决于你免疫系统的恢复程度如何。

在我们的宣讲会现场，当我们给别人做"治疗密码"时，6分钟的疗程过后，他们都会反馈说感觉到一种不同。显然，像癌症这样的问题也许需要很多个6分钟的疗程才行，所以我所说的"6分钟治好任何问题"，意思其实和你说"吃维生素C，防感冒，提高免疫系统功能"是一样的。地球人都知道那不是说"一次性吃一片维生素C，你就永远不会得感冒了"。这句话的意思是，如果你长期服用维生素C，你患感冒和其他疾病的次数就会少很多。"治疗密码"也是如此，只有持之以恒才会有显著的效果。

如果我感觉不到有什么进展，该怎么办？

如果你觉得努力了却没进展，那就着重关注当问题开始时，以及当身体和非身体症状出现时的图像。举例来说，如果偏头痛让你身体上很痛苦，情绪上也常常抑郁，那就着重关注当疼痛和抑郁开始时的记忆。

如果做了密码5次后，在0~10的强度评分中，你仍然感觉不到问题的强度有所降低，那就再找一张其他的图像。这也许是一张位于最早的和最新的图像中间的某一张，或者它也可能是你如今的某张图像。别再找最早期的图像了，挑一张强度最大的。

你也许还要看看在问题出现之前（两年内）的那段时间。有时你会在这一个时间段内找到一件令人震惊的、情绪紧张或带来伤痛的事情。重点转向这件事，直到关于它的情绪和信念被治愈。

如果你的状况还是没有改变，那就很有可能还有一件事也是系在你现在问题的根源上。继续针对最困扰你的问题进行治疗，直到问题被化解。（在下一章，我们会告诉你一种我们研发的工具，能帮你准确找到你的问题所在。这会在你感觉不到进步时变得尤其有用。此外我们也认为，真正的问题有时并非出自你所认为的问题根源上。）

如果做完"密码"后反而觉得恶化了怎么办？

治疗后反应不适的比例大概10人中会有1人。其实并非"治疗密码"专有。在医学上有一个著名的现象，叫"赫氏反应"[1]。我们管这叫治疗反应，因为它正好可以证明你确实在治疗！身体上的毒素和负面情绪也许只是临死一搏，还是慢慢会从体内消失的。

当你治愈了有害的细胞记忆和那些不健康的致病信念时，体内的压力也会减小。此后，你的神经免疫系统就会开始治疗生理上的疾病了。这时，毒素、病毒和细菌就开始被排出体外。在排出毒素的过程中，有时你会觉得恶

---

1 赫氏反应（Herxheimer reaction），也称为"赫克斯海默尔反应"。最早由奥地利皮肤病学家海默尔兄弟在应用汞、砒霜及铋治疗梅毒的过程中发现，患者表现出高热、盗汗、呕吐等症状，但随着治疗进程的继续上述反应消失了，只表现为暂时性的"恶化"，因而命名。——译者注

化，等结束了就好了。如果你使用过排毒疗程，你会对这些症状很熟悉。多喝水会增强你身体的排毒能力。

重要的是，要记住：你感受到的不是出现问题，而是感受到问题被治疗！这将会是你生理上所能发生的最神奇的事。尽管如此，这也可能会让你觉得不舒服。在我们的患者身上最常见的治疗反应是头痛、疲劳，觉得要治疗的问题反而恶化。虽然并非定律，但一般体内或内心有越多的垃圾，需要排出的垃圾也就越多。情绪问题通常也算治疗反应的一部分。

治疗反应的出现是很自然的。我们总会认为流感就是发烧、发冷、嗓子痛等等，其实这完全不是流感，这些只是身体和免疫系统在试图消灭流感病毒时的一些治疗反应。所谓的流感其实只是病毒。所以，当你出现治疗反应时，完全没必要惊慌，因为这说明身体已经开始治疗有害图像及其导致的生理压力了。

总之，治疗反应恰恰证明了你在取得进展！当净化的过程完成时，它也自然会停止。

如果我有了治疗反应，是否还应该继续做"治疗密码"呢？

是的。就算你有了治疗反应，还是要继续做"密码"，只是要把重点放在消除治疗反应的不适感上了。

当然，如果你认为出现的症状可能属于疾病或受伤的范畴了，还是去寻找专业医疗人士的帮助吧。

根据保罗·哈里斯博士的说法，能量医疗是健康领域唯一有百利而无一害的疗法。这能进一步证明一些人经历的治疗反应正是一次绝佳治疗的组成部分，而不是他们问题的症状。

随着治疗的进行，你的情绪也很可能出现反复。也许有几天你会觉得

"真是奇迹"或"我好几年都没感觉这么好了",可紧接着,第二天你就觉得治疗前的感受又回来了。这也是很正常的。试着别对治疗过程不耐烦,顺其自然为好。要记住,你此时就像是在清理积攒了几十年的垃圾一样,没那么容易的。

举个例子:有两位中年男性患者,两个人都患有偏头痛长达15年了。其中一个人的偏头痛一周内就治好了,再也没复发;而另一个却花了一年时间才治好。同样的问题,为什么花费的时间却差别这么大?因为他们的问题根本就不同!他们只是有相同的症状。"治疗密码"治疗的是一个问题的精神根源,也就是有害细胞记忆图像和不健康的信念,而不是身体上的症状。所以尽管这两个男人有着相同的症状,他们问题的根源——图像却截然不同。

我应该停药吗?它们会不会干扰"治疗密码"?

千万不要!这绝不是要你取代目前所接受的治疗。将这看成一种额外的辅助吧。有证据显示,无论你用哪一种方法,"治疗密码"都会起作用的。所以除非咨询过专业的医生,否则不要中断药物治疗。

我要做"治疗密码"的话,是不是该放弃医学治疗?

千万不要!"治疗密码"可作为一种补充,能和主流医学疗法相得益彰。我们认为你应该从尽可能多的角度来进行治疗。别放弃或中断医学治疗,除非咨询过专业的医生。

这个是不是管用,我怎么会知道呢?

你也许会注意到一种深层次的平静和放松。你也许会发现那些总是让你纠结的事似乎没那么要紧了。或者你也许没注意到任何改变。要观察你的变化，最好的方法就是在"记忆图像搜索引擎"中对情绪的强烈等级进行记录。当这些数字下降时，你就会知道"密码"绝对有效。如果你在网站上注册了本书（www.thehealingcodebook.com），就可以下载一个免费的轨迹图表。

多长时间才会见效？

治疗的时间长短因人而异。这是因为看似同样的问题（恐惧、头痛等等）在不同的人身上却可能由完全不同的有害记忆图像导致，正如上面提到的那个关于头痛的例子。

如果我在治疗过程中被打断怎么办？

如果你在做"治疗密码"时被打断，如果只是一次，你可以从中断的地方继续开始。如果是两次，那就重新开始做吧。

做"密码"时我要紧盯着表算时间吗？

尽量在每个姿势上花大致相同的时间，但要在规定的时间内（至少6分钟）。不过，千万别因为看表而分心。最重要的是你治疗的意愿，它会影响疗效的。如果你使用我们推荐的"事实真言"，你就可以通过计算次数来算时间，因为说一遍需要30秒左右，所以可以把它当成一个30秒计时器。

两次治疗之间可以离得多远？

最好在一天当中平均分配时间。不过，即使一起做，连着做，也不要错过一次。

一定要把每个姿势像图示里或描述中那样做到位吗？

尽量把每个姿势做到图示中和文字中描述的那样。不过，只要差不多都会有效果的。治疗的意愿是成功的重要因素。

"密码"会对那些我没关注的问题有作用吗？

除了你治疗的问题之外，你也会得到额外的益处。因为不同的问题也许是由同一张记忆图像引发的。

有时我感觉内心会有挣扎，为什么？

我们管这叫"意识冲突"。如果你生活中的某些事违背了你自己的信念，但你却犹豫要不要放手，因为它带给你快乐或满足了你的某些需求（比如说，食物、药品、酒类），那么，那就应该是你着重治疗的第一件事。有许多次当人们的治疗速度不如预期那样快时，都是因为意识冲突。

你明知是错，还要将错就错，在"治疗密码"系统中就会陷入"有害行为"的范畴（更多相关内容请参看下一章）。这是治疗的一大天敌，而且是最难治疗的领域。不过，当你治疗其他导致问题发生的事情时，转机就会出现。有害行为和意识冲突会给治疗带来阻碍，想清除掉这些阻碍，需要做的就是加强对改变的渴望，然后朝着那个方向不懈地努力前行，即使步履维艰也不放弃。随着你慢慢治愈生活中的其他问题，选择健康的行为就会变得越来越容易了。

我注意到，在主要问题治愈前，其他问题也有所好转。为什么会这样？

在最困扰你的事情解决掉之前，会有其他事情发生改变，因为它们也与你的主要问题有关联。身体会把需要治疗的问题按优先次序排好，以便于先治疗问题的根源，而不只是症状。如果不这样，问题就会反复。人生中的许多事都是有关联的，所以你其实是在同时处理一组事情。为了治疗问题的根源，其他事情也要同时进行治疗。

我在做了"密码"后，似乎看事物的角度不同了，甚至对没在治疗范围之内的事情也会如此。为什么？

你的身体已开始自动寻找并治疗与你的问题有关的图像和信念。人们经常会告诉我们，他们看待事物的方式和做"密码"之前不一样了。随着他们内心图像的改变，他们用来看世界的镜片也随之改变。

例子：还记得前面提到的那个被强暴的女人吗？在做"治疗密码"前我问她对那个强暴者怎么看，她回答说："我想拿把手枪，一枪把他脑袋崩了！"在做了"治疗密码"几天之后，改变发生了。她说当她再想到那个强暴她的人时，她开始觉得遗憾、同情，最终她完全做到了原谅他。她心中的图像改变了，紧接着她的问题也治好了。

我怎么才能用上人生中的正面经历？

试着在做"密码"时将焦点放在"爱的图像"上。如何找到所谓的"爱的图像"？想想人生中的某一个或某几个爱你的人。可以是过去的人或现在的人，可以是朋友、家人甚至是一只很亲密的宠物。当然我们也希望你能把上帝或耶稣加到你的名单中。想象着你被这份"爱的名单"上的那些人围绕着，接受着他们爱的洗礼——你所想象的画面是真正的事实。可以一次想一个人，也可以是一群人。放松身心，感受他们的爱充盈着内心的每一个角落。如果你没法找到一张爱的图像，那就想象你被爱着，按你所希望的方式被爱着。需要注意的是：有些人会有负面的图像，因为本该爱他们的人却没能让他们感受到那份爱。不要把这些人选进来，会干扰治疗的。只选那些他们的爱能温暖你心的人。

"治疗密码"会给我带来伤害吗？

我们再一次引用保罗·哈里斯博士——国际知名的演讲家和替代疗法专家——的话："这是健康领域唯一有百利而无一害的疗法。"使用过"治疗密码"的人不计其数，我们从未听说有人因使用"密码"而受到伤害。

"治疗密码"是否就像……一样？

尽管"治疗密码"可能会与你之前听说过或做过的事情有些相似，但却截然不同。它的依据并不是中草药、脉轮或针灸。"治疗密码"体系的理论和实践都具有独特性，尽管它也和其他疗法一样，以人体的整个能量系统为目标。

要是我不记得任何早期记忆怎么办？

你也许并不总是知道你需要治疗的图像，但是你的心是知道的。你的心会自动连接到与你的问题相关的每一幅图像上。尽管你在意识里可能不知道这些图像是什么，但你通常都会感受到这些图像正在被治疗。

要是我完全想不起来小时候的事怎么办？

有时人的记忆被封存是因为创伤，创伤就是能让人内心受到冲击的事，在任何年纪都可能发生。有时在做了几次"密码"后，一段记忆就随之浮现出来。不过，既然"密码"主要针对的是无意识领域，所以你意识里是否记得相关图像并无太大的关系。

我父母对我一直很好，从未打骂。那问题怎么会与这件事相关？

你和父母关系不错，这当然是件好事。但有时，无意识对事情的解读并不总是和意识相同。所以对于成年的你来说，某段记忆可能并不是什么大事，但是在你5岁时它很可能就是一件天大的事。还记得冰棒的故事吗？

这会对我的头痛（或其他身体上的问题）有效果吗？

如果你的问题是头痛，那你就要重点治疗内心中与头痛有关的记忆图像了。当图像被治愈后，压力就会从体内消除，身体机能也会随之恢复，头痛也就会好转了。（要记住，"治疗密码"所治疗的对象并不是头痛或其他任何身体疾患，而只是有害图像。）

不管用。我的头痛消失了，但是癌症还在。

记住，我们治疗的只是记忆图像。你的头痛消失了我们很高兴，我们也希望你的癌症很快痊愈，但是我们治疗的只是内心的图像。我们希望你可以对头痛消失心怀感激，然后继续通过"密码"来消除体内的压力。这会帮助身体释放能量来治疗癌症。

如果我每天只做两次"治疗密码"，而不是像你说的一天做三次，还会有效吗？

"治疗密码"只要做，总是有效的。但如果你花的时间少，效果就会来得慢。

如果有一天没做怎么办？

尽量不要，持之以恒对整个治疗非常重要。如果你确实错过了一天，第二天只要继续就好，尽量每天都做。疗效还是会显现的。

如果"治疗密码"不管用了怎么办？

经验告诉我们，"治疗密码"总是有效的。也许有些时候你会感觉不到有变化，或变化没有你想象中来得快。你的感受和治疗并不完全对等。事实上，有很多患者在反馈中提到，效果竟然出现在上一次做"密码"之后的几周甚至几个月后。

如果没有疗效怎么办？

如果你悉心接受了以上全部建议，而且忠诚地每天做3次以上"治疗密码"，却没有任何疗效，你也许会奇怪到底是怎么回事，这玩意儿真的管用吗？

第一个寻求解释的对象应该是你自己的心。你需要对自己开诚布公，判断一下自己是否有上面我们说过的"意识冲突"，这是能让治疗进程变缓的最主要原因。意识冲突的表现从危险行为到食欲不振，什么样的反应都有。它也可能表现为别人做的事情你选择参与，比如在两性关系中逆来顺受。这都会减缓治疗的进程，因为你等于是在持续创造越来越多的有害图像和压力，这些都是要被治疗的。

你在生活中是否有些东西与自己的价值观相冲突？我们每个人都有一些意识冲突。我们发现如果你按照自己所相信的正确的方式去生活，哪怕只是朝着这个方向稍稍努力，都会减少这种能拖慢你治疗的意识冲突。如果你做"治疗密码"后得不到想要的效果，那就从意识冲突上下手，让它成为"密码"治疗的首要事情。

第二个寻求解释的地方是你做"密码"的方式如何。有没有选择一个恰当的时间和安静的地点？心神有没有集中在平和、正面的想法或图像上，比如正面的"事实真言"或者是"爱的图像"？时间有没有做满，次数有没有做够？是不是坚持每天都做了呢？

我们发现大多数患者的感谢信都集中反映"密码"在身体和精神问题方面的效果神速，变化显著，有时甚至出现了不可思议的神奇疗效，等等。能花时间给我们写信的人大部分都是因为他们对快速出现的疗效很兴奋，很感激。而对于循序渐进慢慢出现疗效的人，则很少发来邮件。但是请注意，我们其实也有这样的感谢信的。

为什么不是每个人身上都能发生神奇的治疗效果呢？其实应该问问为什么有人能有这样的神奇疗效才合理。"治疗密码"并非针对身体上的问题，甚至不直接针对精神问题。"治疗密码"针对的只是"内心问题"的治疗，大致体现在"内心问题探测仪"所列的12类内心问题中（参见下一章，或登录www.thehealingcodebook.com）。我们至今仍感觉很神奇的是，当这些内心问题被治愈时，许多身体和精神问题也随之解决了。

那两个偏头痛的病人的例子是有关治疗区别的绝佳范例。其中一个人的偏头痛一周之后就消失了，而另一个人的偏头痛却顽固地持续了一年。区别就在于，第二个人有太多无意识方面的问题和错误的信念，这些全都与偏头痛有着内在的关联。而第一个人与偏头痛相关的问题却很少，也非常直接。身体上的问题只是潜在的内心问题的一个表征，它们并不是问题的真正所在。

在做了"密码"后，如果你能量化并跟踪你对相关问题的痛苦感受的减少程度，那你就知道治疗正在进行了。许多患者都发现自己对他人、对生活的态度发生了微小却深远的改变。比如遇到交通阻塞时，脾气变得不那么暴躁了，也不会因为某些人或情况而那么沮丧了。他们晚上睡得更香。这些变化悄悄发生，让人感觉非常自然（实际上也是如此），你都很难相信明明是同样的事情，怎么以前就会显得那么糟。当某些负面的东西消失时你一般想不起来，直到被其他问题偶然勾起来。所以当你急于求成想见到效果时，这些微小的变化似乎并不那么激动人心。

再说一次，你可以在网站上注册本书，并下载"变化跟踪记录文档"，这样你就可以记录下来这些变化。尽管最主要的问题可能不如你想的那样快地得到解决，但是当看到这些小小的改变时，还是会感受到治疗正在发生，这会给你鼓励和信心。

一位患者告诉我们："我使用'治疗密码'已经两年多了。并非所有的问题都治愈了，但是我在人生的各个方面都看到了治疗效果：身体上、情感上、心灵上、人际关系上，还有事业上。当我在做'密码'时，短短几分钟之后我就完全忘了这件事对我有多困扰，就算它的评分达到了9或10！虽然疗效有时微小，有时剧烈，但带来的影响总是深远的。"

使用"治疗密码"的效果应该会延展到你生活中的许多问题上，无论是身体上、情感上还是事业上。我们希望它的简单易行、它的强大力量可以最终让你相信，本书中所展示的这个治疗系统是真实有效的。

在下一章中，我们会介绍一种能帮你锁定内心问题的工具，这会大大增强你使用"治疗密码"的效率。

第十一章

用"内心问题探测仪" 找到问题

你现在知道了，许多困扰你的问题根源都在细胞记忆上，而且是在你的意识察觉之外的。"治疗密码"正是要解决这些问题。但如果你能精准地找到至少一部分问题所在，那还是会让治疗加速的。

我花了16年时间和一组专家（洛娜·麦怀泽博士，E·托马斯·卡斯特罗，还有计算机程序员）合作，终于开发出了我称之为"内心问题探测仪"的方法。你现在知道了，内心问题是一切问题的源头，而这个工具就是目前唯一专门针对内心问题的评估工具。我此前的医学项目研究重点就在心理测量学和测试设计上。根据这些知识，我和我的团队创建了"内心问题探测仪"来精确地找到无意识中的内心问题。只要在线回答一系列问题，你就能立即得到一个10~15页的关于你自身问题的个性化报告。

我们发现，人们在生活中遇到的每一个问题都可以归入以下12个类别中的一个（或多个）。这12个类别在下面会有详细描述，其中"内心问题探测仪"会针对每一类分别给出结果。等我们解释过这些类别后，我们会告诉你如何使用"治疗密码"和"内心问题探测仪"将治疗带入你生活中的每一个领域。

下面是这12个类别的概览，也是"内心问题探测仪"所评估的范围。

类别1：无法宽恕

类别2：有害行为

类别3：错误的信念

类别4：爱 vs. 自私

类别5：欢乐 vs. 伤心／失落

类别6：平静 vs. 焦虑／恐惧

类别7：耐心 vs. 愤怒／受挫／没有耐心

类别8：友善 vs. 拒绝／严厉

类别9：好 vs. 不够好

类别10：信任 vs. 控制

类别11：谦逊 vs. 过分骄傲／傲慢／形象控制

类别12：自我控制 vs. 失控

我们来具体说说这些类别，看看为什么它们对从根源上治疗如此重要。

3个阻碍

在"治疗密码系统"中，我们把前3个类别称为"阻碍类别"。我们用了"阻碍"这个词是因为它们会阻碍你的人生、健康和财富。因此，要想有永久而全面的治疗效果，它们必须被消灭。消灭是一个很大的词，也许没有人能彻底做到。没关系，做到90%左右就可以了。

类别1：无法宽恕

多年来我在世界各地演讲时总会提到，我从未见过一起较严重的健康问题中不包含"无法宽恕"这种因素的。几年后，我碰到班医生，他也总在巡回演讲，而且也提到没见过一位癌症患者没有"无法宽恕"这方面的问题的！

"无法宽恕"被放在第一类别，是因为它很可能是最重要的内容。上帝的信徒们都知道，这是耶稣唯一提到过两遍的事。根据我们的经验，凡是有后11个类别中任何一类问题的，都会有一个与之相关的"无法宽恕"的问题。不过很多时候，这些人都会说他们在宽恕方面一点儿问题也没有，或说自己已经克服了这个问题，几年前就通过心理咨询解决了，或通过某种形式或方式放开手了。

不过，"无法宽恕"通常会被一些情绪出卖，比如无名的怒火，或者不想待在某人身边。所以不管你怎么掩饰，它都能毁掉你。

许多人意识到自己无法宽恕，却也不愿放手，因为他们觉得放手就等于纵容了恶人的行径。有这种想法的人其实对宽恕有一个很大的误解。宽恕其实是对自己好，是将自己从恶人手中解脱。因为只要我拒绝宽恕他，我就仍会和他绑定在一起。这个过程越长，我就越有可能和他一起被推下悬崖。不过，我所拒绝宽恕的人却通常都过得好好的，我的不宽恕对其毫无影响。所以，在这个过程中，不宽恕伤到的人没有别人只有自己。我能对家人、孩子、朋友或邻居做的最好的事情，就是原谅他人的错误，将我心中的审判之刃放下。

虽说如此，许多人也的确从理智上想要宽恕他人，但却尝试了数十年也无法做到。我向你保证，我那位被强暴的患者肯定想尽各种办法想要原谅强暴她的人，因为她意识里知道，她的人生甚至生命已经快被自己的不宽恕毁掉了。她快死了，死亡的恶臭已经开始弥漫，钻进了周围所有人的鼻孔中。

虽说她的意图是好的，但这3年里她的情况却一直在恶化，她的不宽恕已经演变成无法抑制的愤怒和恐惧，像山一般压在她身上。后来，她使用"治疗密码"来解决自己不宽恕的问题，不到10天时间，她绑在强暴者身上的那段无法挣脱的绳索就被切断了。

类别2：有害行为

在自我治疗、心理咨询领域，每一年伤害性的行为都会成为要首先应对的问题，包括体重问题、饮食控制和锻炼，还有各种成瘾症。因为行为都是内心问题的结果（还记得秘密7吗：当头脑和内心冲突时，内心获胜），所以对于判断我们有哪些问题需要治疗时，它们会成为非常有用的"警示信号"。

关于行为，有趣的一点是很多行为很难讲孰对孰错。使其变得有害的，不是做了什么，而是为什么这么做。比如说，在我写这一段时刚好是我的生日，我非常希望自制一个巧克力奶昔，里面加上多多的奶油和布雷耶香草冰激凌，再浇上最最棒的巧克力。我等不及了，我现在描述它时仿佛就能品尝到它的味道。所以对我来讲，想要在生日时要一份奶昔算是有害行为吗？当然不算。本就是该庆祝的时候，干吗不放松一下！事实上，如果我在生日时严格遵守日常的食谱，而我所有的细胞记忆都在回想多年前品尝的美味蛋糕和冰激凌，我才真的会压力更大！但是，如果我想要巧克力奶昔是为了一个有害的原因那就另当别论。比方说，我今天工作上碰到了烦心事，自暴自弃，想靠吃巧克力奶昔来解愁。或者也许我每天都吃巧克力奶昔，尽管我知道这会对身体非常不好，甚至会过早地将我从家人身边带走。同样的行为，一次是出于正确的原因，别的则是出于错误的原因。换句话说，同样的行为可以是健康的，也可以是有害的。

当然了，有一些行为本身就是错的，比如强奸、虐待儿童或偷窃等。这些行为永远都不会是一个人问题的根源，它们只是有害细胞记忆的一种外在症状。所以为什么针对它们？为什么不只把重点放在潜藏的记忆上呢？那正是我们要你在这个类别当中做的。知道自己在治疗有害行为，就相当于仪表盘上的警示灯亮起来，表明有细胞记忆需要被治疗。

所有的有害行为都可以归为两类：自我保护或自我满足，而且必是其中之一。当特蕾西在我们婚后头12年处于抑郁状态时，她这两类都占了。实际上，我们今天中午的生日宴上还拿这件事说笑来着。那时，特蕾西会做一盘巧克力曲奇饼干（是我这辈子吃到过的最好的，公认的！），然后她会把自己锁在房间里，悄悄藏起来吃。巧克力曲奇是自我满足行为的一个好例子，而将自己锁在房间里则是自我保护行为的体现。这些都是非常明显的例子。但有很多行为并非如此轻易就能分辨。实际上，许多人们认为是健康问题的行为其实是受到无意识中有害细胞记忆的驱使。

我们管自我满足和自我保护叫作有害行为的两个反应类型。但是它们又是针对什么做出的反应呢？大多数人会想是不是对目前现状的反应——财务困难、人际失和、事业挫败等等。这些的确会让我们的生活充满压力，但却并非首要原因。有害行为反映的是被重新触发的细胞记忆，其中包含着一个关于人生的谎言。在特蕾西和她的抑郁症的例子中，其中的谎言很常见，甚至很多人都没意识到自己对此深信不疑："我不够好"，"别人会伤害我"，"我的人生毫无希望"，"所有人都比我好"，"我无法信任任何人"，"我保持理智的唯一方法就是严格把控周围的环境"。所以特蕾西认为，她最好的保护自己的方式就是藏在房间里，以巧克力曲奇来安慰自己。

也许你也是这样的人，相信着类似的谎言，做了些有害的行为。不过不要绝望，我们已经把解决的方法交到你手中了。

类别3：错误的信念

正如我们已经说过的，斯坦福大学医学院布鲁斯·利普顿博士的研究证实，导致我们生病的原因全都是压力，而压力又是由于我们对自身、对生活和他人有着错误的信念。这些信念让我们在不该惧怕时惧怕，而压力和疾病只是这种恐惧的生理表现。

仅使用"治疗密码"你就可以有效治疗目前生活及未来生活中的任何问题，纠正错误的信念。这些错误的信念相当于细胞记忆中的肿瘤，不断向我们的人生中传播疾病。它们就像广播电台，不断地往我们的耳朵里输入关于自己的宣传。经年日久地听着这些谎言，还无法转换频道时，我们就开始相信并为此行动了。

我们常做自己相信的事。我们做的每一件事都是因为某种信念才这么做。如果你的信念是正确的，那你的感受、想法和行为就都是健康的。如果你的行为、想法或感受并非自己所愿，那也是因为你的某个信念。如果你改变了这个信念，那你的想法、感受和行动也会自动随之改变。听起来很简单……这有何难？我们在秘密5中说过，那些最需要改变的信念被你的无意识保护着不允许改变，因为它们相当于一种警报，避免你再次受到伤害。那就是为什么人们会穷极一生去改变某些信念，但很少人成功做到。过去30年有个非常流行的词语叫"打破循环"，而达成这种改变正是这句话的精华所在。

我记得有一位患者，她为了一个身体上的疾病开始做"治疗密码"。疗程开始不久后，有一次她打电话给我，非常兴奋地说："有事发生了，我想知道是不是正常的。"我问她是什么事，她说："我的信念改变了。"我问她，这对她来说是好事还是坏事，她回答说："都不是……真的很棒。"她又给我讲她试过许多方法来试图打破这些信念的循环，却收效甚微。她做"治疗密码"时只是针对身体问题，因为她不相信那些信念也会改变。可是，虽然她意识中并没有关注这些信念，它们却在短时间内被"治疗密码"治好了。这样的故事我们每星期都会听到。

核心治疗系统

从类别4开始我们就称之为"核心治疗系统"了。前3个阻碍类别的创建主要是为了清除人生的垃圾，那接下来9个核心类别就是为了播下种子，最后会成长为生命、健康和财富。就像没有垃圾、灰尘和凌乱并不等于一个干净的家，而是否真正干净要看住在里面的人如何，过着什么样的生活，有没有那种弥漫在其中的幸福感，那种真正让人放松的宁静感，那种让每个人都感受到关怀的友善。换句话说，一个充满爱的地方，一个能传递居住者或来访者内心的地方。

每一个核心类别都列出了一个需要被确立的品德，以及一个相反的、需要转变的负面品德。还包括一系列负面情绪和错误信念来标明患者处于其中两者中间的哪个位置上。在"治疗密码"手册中，我们将详细说明这些负面情绪和信念到底是什么。"内心问题探测仪"也会帮你鉴定这些。

每个核心类别中还包括一个身体系统。并非巧合的是，身体系统也是主要有9个。每一个器官、每一个腺体、每一块骨头都囊括于这九大身体系统中。对大多数患者来说，在"治疗密码"开始后，核心治疗系统都会让人"啊哈"一番。因为它指点迷津，表明了身体问题和非身体问题之间的关联。这意味着如果你有一种负面情绪却找不到相关的身体问题，你可以到包含这个负面情绪的核心类别，看看有哪些身体系统和器官最可能受到此负面情绪的影响。反之，如果你所知道的只是按摩师告诉你肾上腺有些问题，那你就可以去包含肾上腺的类别，看看最可能是哪些错误的信念让你的健康状况出了问题。

更进一步的话，你可以在手册后面的目录中查找相应的症状，然后找到相关类别，再用此类别对应的"密码"来进行治疗。因为这些"密码"针对的是具体的症状，所以它们的力量最为强大。

我已经记不清有多少人给我们写信和打电话说，他们怎么也没想过会把某个身体症状和某个非身体问题联系起来。他们说，知道问题是如何出现和演变的，对他们的治疗和心情来说意义太重大了。许多人都说，他们竟然由此发现了此前没被查出的身体问题，并得到了医生及替代疗法医师的确认，而发现的途径正是通过核心治疗系统所列出的关联性。比如，一位有自卑问题的患者从"治疗密码"当中学到，自卑通常会连带有腺体病和荷尔蒙问题。尽管那位患者并没有这方面的症状，他还是去做了检查，发现自卑带来的压力在他体内存在几十年了。而医生也在他身上查出了腺体病和荷尔蒙问题的早期征兆，幸好及早发现，比出现症状后再治疗要容易多了。

类别4：爱 vs. 自私

爱是一切品德之源。披头士有一首歌唱得好："你需要的只有爱。"耶稣曾被问到："世间万事，有哪种最重要吗？"他的回答言简意赅："当然有。爱。"实际上，他更进一步地回答说："只要你爱了，你就做了一切。"如果你心怀大爱，那其他品德也不会差到哪儿去。如果你被爱暖暖包围，那么所有问题都会迎刃而解，所有疾病都会很快治愈。

在更进一步地阐述这个问题之前，既然爱是最重要的品德，那我们就要保证对"爱是什么"这个问题的观点一致。这极为重要，因为这个词几乎会被用到所有事情上。"我爱吃巧克力","我爱穿这条裤子","我爱打棒球"等等。通常,"爱"这个词都会用于与爱的反面——自私做对比。爱,尤其是真爱,是会跳出自我欲求的小圈子而去替他人着想。如果我的欲求与别人的利益相冲突,那么心怀真爱的人是会成全他人的。这是将我们与靠本能行事的动物区分开来的最主要的因素之一。

"爱"就意味着选择痛苦。真爱过的人都知道爱就是痛苦。如果我要头一次感觉对特蕾西没有爱意了就和她离婚,那可能我们走出教堂之前就已经离了。我记得我至少听了不下40遍"来,来,再拍一张"。拍到最后笑容都僵硬了,想吃块蛋糕想得要命。但是爱战胜了一切痛苦,只为了做出正确的选择。那是不是意味着有爱之人永远没办法满足自己的需求了呢?当然不是。如果要我只爱他人不爱自己,就算真能做到也会非常难的。问题在于,大多数人都太顾着自己或是受缚于有害记忆,通常看不到向别人展示爱的机会。

爱也不等于性。我这么说是因为这是当今社会一个很大的误解。性并不是在"做"爱。性本该是对爱的庆贺。我还记得高中时很多"春潮澎湃"的男生在勾引约会对象时会用到的老套句子:"如果你真的爱我,你就应该……"如果他真爱她的话,他根本就不会说这种话。虽然在成人眼中,这种青少年之间的性冲动再明显不过,但我们也同样会受到这种驱使,只是行为不同而已。比如对电视上瘾,对网络、体育上瘾,甚至对一本好书也会发展出恋物癖,让我们不再专心于享受那种人与人之间的亲密、爱慕的关系了。

从另一方面来说,我们的任何问题都可以追溯到"缺乏爱"这个根源上。爱的类别中对应的身体系统是腺体、荷尔蒙、内分泌系统。就像每一种品德都由爱而生,每一个负面的东西都由自私而生一样,内分泌系统对每个已知疾病来说都是非常重要的一环。可以说这是最重要的类别吗,尤其在我们已对无法宽恕类别做过同样的评语后?对此我们有一个颇有说服力的观点——无法宽恕其实也是自私或缺乏爱的结果。实际上，无法宽恕正是爱的类别中最重要的组成部分之一。

对此类别进行治疗可以治愈关于爱、自私及内分泌的问题。尽管我们此前已强调过数次，但再强调一次也不为过："治疗密码"并不针对任何身体疾病，尽管我们刚刚也提到了内分泌系统，但"治疗密码"的焦点永远都是细胞记忆、错误的信念或负面感受。

类别5：欢乐 vs. 伤心/失落

欢乐在所有类别中最容易被用来判断某人是否有有害的内心问题。欢乐也是当今社会最假的一种东西，每个人都希望人前幸福，所以我们总是"摆出一副笑脸"。

但是，真正的欢乐存在与否会很好地说明人们在无意识当中的位置。当身体或非身体问题显现之时，欢乐往往第一个消失。许多人会将真正的欢乐与高兴混淆，但根据我们的经验，高兴建立在我们所处环境的基础之上。如果一切顺利，我们会感觉很好，如果不顺利或不能达到预期，我们就会不高兴。

但从另一个角度来说，欢乐却是一朵罕见的奇葩。它的盛开与否无关环境因素。我最快乐的时刻是当顺着大路散步时，看到一朵小花从坚硬地面的夹缝中破土而出，顽强地生长着。此情此景会让我停下来，为它鼓掌，默默地说："加油长呀，孩子！"这是真正的欢乐。这是一种不屈的精神，我们曾在诸如特蕾莎修女和弗兰克尔[1]这样的伟人身上看到过，他们经历了炼狱般的

---

1 维克多·弗兰克尔（Victor Frankl），奥地利著名的精神病学家和心理学家，意义治疗和存在分析的创立者。——译者注

磨难却能毫发无伤，还活得越发精彩。真正的欢乐在爱的泥土中芬芳。哪里有爱，哪里就有欢乐。每一次爱的缺失总会带来欢乐的匮乏。

与欢乐类别相关的身体系统是皮肤（表皮系统），这是身体上最大的器官。在我做心理咨询和治疗的这些年中，我几乎没见过哪位抑郁症患者是没有皮肤方面的问题的。对特蕾西而言更是如此，她总是抱怨皮肤问题，一旦情绪低落的时候就喜欢抠胳膊上起的疱疹。在和班医生搭档之后，我更惊讶地听到他说从未遇到过哪位抑郁症患者的皮肤是没有问题的。

悲伤和失落都来自有害的细胞记忆，其中的谎言就是：因为过去发生的某些事情，所以生活是绝望的。

类别6：平静 vs.焦虑/恐惧

平静是内心（包括头脑、良知、心灵）健康的最好标志。为什么？这是九大品德中你唯一无法靠努力来增加的。它是一颗有爱之心的自然结果。你可以刻意去更欢乐、更耐心、更信任、更自控或更友善，不管那是不是你内心的真正想法。为什么会这样做呢？因为在大多数文化中，这些品德的接受度都很高。能培养自己的这些品德固然是件好事，但其仍然可以出于自私的动机。而平静，从另一个角度来说却无法用这些方式来获取。它是你现状的真实写照，一直如此。其他品德你或多或少都可以自我控制，但对平静却行不通。

平静常常会被恐惧打破，而恐惧是所有负面感受之母。悲伤、急躁、难以信任他人、破坏性行为、自我放纵，全都因恐惧而生。恐惧是对痛苦的一种反应。尽管我们所有人都经历过痛苦，有些人选择了用爱面对，有些人则被恐惧控制了心神。我们做出哪种选择，如其他事一样，都由心来决定。要记住，当头脑和内心冲突时内心获胜。就算你的意识和理性的选择是爱，如果在你的无意识中仍是恐惧，那最后获胜的就是恐惧，让你再也无法平静。

我（班）还记得看过某辆车上的一张车贴，上面写道："凡是你有的东西，都是卡车运来的。"如果你有某种负面情绪，那都是由恐惧带来的。并非巧合的是，如果你的身体略有小恙，那就是由与平静类别相关的身体系统——肠胃系统而来。我（亚历克斯）第一次听到班的关于肠胃系统的演讲时，有太多的"啊哈"在大脑中闪现，让我兴奋得几乎想吼出来。此前，我从不知道每一种疾病都从某种方式上来自肠胃系统。理解了这一点之后，恐惧会导致肠胃系统问题就十分说得通了，因为恐惧也同时引发了所有其他的负面情绪和信念。我们希望你现在可以认识到，为什么那么多人在了解了身体与非身体健康问题之间的关联后会受到如此深刻的影响。

为了避免混淆，我们再说回到爱的类别。我们之前曾说过已知的每一种疾病都与内分泌系统有关，这与我们刚刚所说的肠胃系统并不冲突，反而非常协调。内分泌系统是体内受细胞记忆影响的第一个系统，而它第一个影响的系统就是肠胃系统，二者形成了身体上最脆弱的一环，任何疾病都会由此衍生出来。

这个关联是如此神奇、如此重要，我们不得不再次强调一遍。爱是最终的健康之源，而与之关联的内分泌系统则是整个健康问题的多米诺骨牌中的第一张。如果那第一张多米诺永远不被推倒，那疾病想要盘踞在你的身体里就难上加难了。同理可证，自私、爱的反面让我们放弃爱而选择恐惧，一旦选择了恐惧，负面感受、思维模式和行为就可以畅通无阻地将我们梦寐以求的人生摧毁。

还需要重点强调的是，要关注你的平静 / 焦虑状态，因为这相当于一盏警示灯，可以判定你是否有内心问题被触发。而且真正的平静是不以环境因素为转移的，这点上比欢乐类别有过之而无不及。

这些知识怎么能用到实处呢？随便对一个你正在面对的问题，根据不同的条件、角度，想出相应的做法。在你考虑这些可能性时，监控自己的平静水平。会使你感受到最多平静的，通常就是最好的行为。

不幸的是，很多人会将真正的平静与向恐惧妥协混为一谈。这么说吧，这大半辈子我一直觉得自己是被强迫从事一个特定的行业，走一条特定的路，但是出于很多原因，我并没跳出来，对此做些什么。我的考虑包括经济条件、人际关系，或许也有健康方面的考虑。现在当我坐下来读这本书时，我决定用"平静指针"（Peace Indicator）来测一测这种行为。当我想象自己真正去做这辈子梦寐以求的事时，我立即感到担忧，一旦不想了，这种感觉就消失了。这也许会让我对自己的信念与真正的平静之间产生混淆（因为我的恐惧随思维焦点的转移而缓解了）。我之所以会对一直梦寐以求想做的事情心生担忧，是因为我的心里有垃圾，它们总是告诉我"这条路肯定走不通"或"你不够优秀"或"其他人能成功，但你不行"。

这就是有害细胞记忆如何左右我们生活的，所以理解其中的区别非常重要。我需要做的就是用"治疗密码"来解决恐惧的问题，然后用"平静指针"来测一测。我对梦想心怀恐惧清楚地证明了那里有某些东西需要治疗。不恐惧并不等于平静，你要真正感受到平静的存在。

更详细地说，如果用"平静指针"后，你有一种平静感，那意思很简单——通常就是告诉你"勇敢去做吧"。如果"指针"指出的是"不平静"，那你通常经历的也并非恐惧或愤怒或悲伤，而是人们通常会形容为的——"我只是对此难以平静。"如果你问他们："你感觉到恐惧、愤怒或悲伤吗？"他们会回答："不，我只是不平静。"这和感受到强烈的负面情绪是两回事。当你感受到强烈的负面情绪时，通常就表明你有相关的内心问题需要进行治疗了。

类别7：耐心 vs.愤怒/受挫/没有耐心

耐心很可能是最被低估的事情和类别之一。出于某些原因，我们常倾向于把"没有耐心"与其他负面感受和情绪区分开来，归于一个完全不同的类别。

不过，"没有耐心"会给一个人的人生带来非常重大的影响。它的出现表明我们不满意、不满足、不高兴。它的出现几乎总是表明我们在拿自己与他人做比较，这通常会将我们引入歧途。和他人相比，会给我们带来的感觉无非是自卑心或优越感。无论哪种都很可怕，不但会给我们带来压力，还会引发各种疾病。要看自己有没有这方面的问题，就看自己是否有恼怒、挫败感、气愤或不安全感。这个类别的关键特性也体现在与之对应的身体系统上，那就是免疫系统。

本书开头提到了三个"一样东西"，其中第一样就是：世界上有一样东西可以治愈你的任何问题，那就是你的免疫系统。我们发现这个免疫系统几乎会直接被愤怒和相关情绪以及一个不健康的信念——"我要是再不改变就完了"关闭掉。神奇的是，一旦关于愤怒、比较以及不满的细胞记忆被治愈，相关的身体上的疾患也随之痊愈。这是因为免疫系统被重新开启的缘故。

下次你再感到没有耐性时，就可以联想到你也许就在此时关闭了你的免疫系统，让自己对疾病没有抵抗力了。我的一位好朋友正好在这里帮我，她提出了一个很好的问题："等一下，不是说恐惧激发了战斗或逃跑的压力反应，并关闭了免疫系统吗？"她说得一点儿也不错。所以，这两样东西是怎么组合到一起的？

每一种负面感受和情绪，包括没有耐心和愤怒，都从恐惧衍生而来。愤怒似乎是表明某人的生活受恐惧影响已深，足以关闭免疫系统。但如果不从恐惧入手的话，你是无法治愈有关愤怒的细胞记忆的。不过，你也无须有意识地这么做。"治疗密码"会自动替你完成。当一个人的治疗目标是耐心和愤怒等问题时，我们发现免疫系统会以一种神奇的速度恢复工作，比针对其他问题治疗时都要快。

在这里正好再做一个说明：上面列出的所有关联都只是倾向性，也有例外的情况。可能你永远都不会看到某个类别中身体问题和精神问题之间的关联。所以，无论你有何种问题，如果你先用一些时间来将这12个类别中每一个类别都做一遍，每天一个，然后再重点针对那些最困扰你的类别和问题（可通过"内心问题探测仪"找出），那你就会发现治疗效果持久可靠。换句话说，"治疗密码"的机制中有这样一个特质，就是一切需要被治疗的问题都会得到治疗，无须自己操心。这简直是一种解脱啊！

类别8：友善 vs. 拒绝/严厉

对大多数人来说，友善的类别可能是最关键的一个，尤其对于那些经历过深刻的非身体上的痛苦的人来说更是如此。一个自私的人——一个选择恐惧而非爱的人——很可能会习惯于拒绝并严苛地对待他人，而这只是因为他们自身曾痛苦或被拒绝过。这是生活中最打击人的、每个人都会经历的事——被他人拒绝。它根植于几乎每一个关于爱的问题中（感觉到被接受、被爱、有价值）。

这么说来，受拒绝影响最大的身体系统是中枢神经系统那就一点儿也不令人惊讶了。我们的细胞记忆看起来是治疗体内每一个细胞的控制机制（参见秘密3），那么中枢神经系统就可以看成是其他所有功能的控制机制。协调身体每个动作的数百万个信号，无论是有意识的还是无意识的，都由中枢神经系统控制着。身体中两个最重要的部分组成了中枢神经系统的核心：大脑和脊髓。

当我们知道受拒绝伤害最严重的就是身体的主要控制系统时，我们也就明白了拒绝是一件多么重大的事情。许多人相信神经系统运行正常，身体就不会出问题。因此，可以最直接地治疗中枢神经系统的仅仅是友善的举动。

从我自身的经历来说，这种关联之中的事实显而易见。出现在我生命中的人里，对我最友善的人，回想起来，都是我最爱的人也最爱我的人。尽管其中一些人只是生命中的过客，几分钟的缘分，但也足够在我心中留下巨大的影响。

类别9：好 vs. 不够好

对一些人来说，"好"是最令人烦恼的类别，尤其是对遭遇过精神虐待、完美主义或严苛教条规诫的人来说。内疚、羞愧和恐惧常常成为主导性的情绪。在我的人生中这也一直是个大问题，虽说我在一个充满爱的家庭中长大，但却是一个遵守着严苛的宗教戒律的家庭。幼时宗教教育的影响我花了几十年的时间才慢慢摆脱。

我清楚地记得一场布道，是一位德高望重的福音传教士举办的一场帐篷布道会。当时我12岁，布道会的内容是关于地狱、炼火和硫黄等种种。会上有一个时刻，这位传教士开始用拳头擂桌子，因为桌子上有麦克风，所以会发出一声一声雷鸣般的回响，足足有三四分钟的时间。我看到他面目狰狞，怒容毕现，嘴里不停地重复着四个字："没有希望。没有希望。没有希望。没有希望。没有希望。"这些词就像针一样随着他的击打刺入我心里，拳头每击在桌子上一次，刺入就深一分，我也越往椅子下出溜一点。等布道会结束后我们离开时，我已经迈不动步了。那种身体上的感觉我这辈子再也没经历过。那种感觉很难去描述，就像我必须赶快去上厕所，但其实我又不必去厕所。

当我们坐进车里时，我飞快地系上了安全带，请求我父亲开得慢些、小心些。那还是一个几乎没人会系安全带的时代，所以我父母看着我，好像我已经疯了一样。

此后几天我内心都被那种熊熊燃烧的熔炉的场景占据了，直到最后我再也忍受不了，我请耶稣进入了自己的内心来驱散恐惧。信不信由你，这还是一场非常著名的布道会，数年后我还找到了一张相关的录音带，至今仍然保留着。此后几十年中，每当我做了什么自认为是罪恶的或错误的事情，一股股内疚、恐惧和羞愧的感觉就如潮水般将我吞没。我并没将它与那场"没有希望"的布道会联系起来，我只是觉得自己很糟、不够好。这种感觉影响到了我与上帝的关系，与朋友、老师的关系，此后又影响了我与女孩们的关系。那种内疚、恐惧和羞愧的感觉真的很不好受。

除了精神上的痛苦，这些感觉还让我们的身体陷入极大的压力中。一大部分有此类问题的人都是完美主义者。这个称号还有点儿复杂，因为很多纠结于完美主义的人都认为这是一个好的，甚至有点儿褒义的评语，从某种程度上说很像"工作狂"这类评语。一般工作狂们都认为这个词是褒奖他们工作努力，同样，完美主义者也很难看到其实追求完美主义并不健康。

特蕾西也有完美主义症，她要求自己时刻保持完美，或接近完美，这样她就会得到爱。从小到大，她得到的赞扬、温暖和接受都是在她把事情做对了的时候，但她也常常得到严厉的批评或惩罚，此时她会感到自己很差——其实有时只是稍差了那么一点点。所以从那时开始，特蕾西将"得到爱"与"做对事"联系起来。但问题就在于，人非圣贤，孰能无过？如果特蕾西每次做错事情，价值感都被彻底摧毁的话，那她此前即使做对了20件事情也没用，她还是会陷入严重的失衡状态。这是特蕾西的抑郁症中很重要的一部分。虽然几十年来她一直让自己达到完美，但她永远都达不到纯粹的完美（即使她已经很接近了）。这最终会演变成失望甚至绝望，更可怕也更神奇的是，会让她相信自己本来就很差。为什么说"更神奇的"呢？

几年前，特蕾西和我对彼此讲述我们犯过的最严重的罪过。我一口气说出一大串我的罪过，之后轮到特蕾西时，她开始哭了起来，她极为羞愧地和我讲了自己犯下的最严重的罪过。在她小时候，她父亲领着她去五金商店，在父亲看货时，她突然看见那些用来装钉子的小袋子，于是立即想到这些袋子要是用来装自己那些芭比娃娃的小配件正合适。她伸出手去，拿了一个，把它藏到了自己的外套里。在她和父亲回到车上后，她突然羞愧难当，结结巴巴地向父亲坦白了一切。随后她回到五金店，把那个袋子还了回去。

就是它了。这就是我妻子那个巨大的、可怕的、严重的错误，那个"太坏了，我都没胆量告诉你"的悲剧人生。为什么一个如此纯洁、天真的人会一辈子都觉得自己很差、很坏、很愧疚、不值得爱呢？因为她的心告诉她，那就是她。那就是她内心对自己的认定。看到了吧，我们内心传达的消息有时与事实相差甚远，但我们仍然相信不疑，并为此采取行动。

与"好的类别"相对应的身体系统是呼吸系统。当人们遭遇恐惧、内疚、羞愧的情绪时，最常见的生理反应就是呼吸困难。我记不清有多少此类别的患者告诉我："我不能呼吸了，没法深呼吸，为什么我无法深呼吸？等一下，我呼吸不了了！"我有一位患者做"治疗密码"后从乳腺癌中成功康复。在她写来的感谢信中就提到了这一点。这些年来，她一直没办法进行深呼吸，尽管她已经非常注重营养健康了。她查阅书籍，尝试特别的训练，调节饮食……试过了她能想到的所有方法，因为她知道深呼吸对健康至关重要，如果长时间浅呼吸会非常危险。但尽管她非常努力，却没有进展。就在被呼吸问题困扰了几年之后，她被查出了患有乳腺癌。

这位患者开始做"治疗密码"，她查出了自己人生中最大的问题属于"好的类别"，并对此进行治疗。才做到第二次，她就觉得问题解决了。而就在她感受到问题解决后，她不由自主地做了一个深长的呼吸。她并没有主观尝试，是她的身体不由自主就这么做了。从那时起，她就可以畅快地进行深呼吸了。这让她非常兴奋，甚至在自家房子里跳起舞来。那时她丈夫在国外出差，她给他打手机，在电话接通的那一刻，她说："喂，听听这个！"然后对着电话深深地呼吸了一次。没说什么"过得怎么样啊？"之类的话，只是一个绵长饱满的深呼吸。她丈夫也非常高兴，一遍又一遍地重复说："是你吗？真的是你吗？你怎么做到的？太神奇了！"她后来有一次在广播节目中还说起这个事，她说她相信正是从这时开始，她的癌症也开始渐渐好转了。

类别10：信任vs.控制

有一次，我得知了一个让我很感兴趣的研究。一些很聪明的人想要研究这几个时代中可以称得上是改变世界的伟人的生活。耶稣、甘地、特蕾莎修女、林肯及其他许多人都被列入研究名单中，进行分析，看看有没有一些共通的因素。研究者希望可以提炼出让人变得伟大的因素。是什么改变了他们的人生？什么能带来突破？换句话说，我们怎么变得更好？

果然，一个共通的因素出现了。你猜猜是什么？所有这些伟大的人，改变世界的人，我们视为榜样的人，都有一种能力，或者说总会做出同样的选择——"信任"。当然，其中不少人对上帝的信任超过其他人，这也给了他们哪些人可以得到信任的凭据。

想想看，这其实很有道理。如果没有信任，何谈去爱？没有信任，我们就会习惯于编织一张自私的保护网，将爱囚禁其中。如果将这张保护网收起，那将会发生很多不可思议的事情。是什么让我们想要保护自己而不去信任呢？你可能会说："啊，又来了。"没错，就是恐惧。

这是不是意味着这些伟人永远都相信别人，他们身上难道就没发生过什么不好的事，让他们想要保护自己吗？当然不是这样。如果看过关于耶稣、甘地、林肯或特蕾莎修女的传记，翻不了几页你就会看到大量的批判、迫害、诽谤、攻击——简而言之，这些都是能让我们关闭心门的事。一旦我们关闭了心门，我们就会采取一种生活方式，就是"控制"。它能成为多种有害物的温床。不论是在人际关系上、情感上、健康上还是事业上，极端的控制通常都会导致慢性死亡。

这里有一个健康方面的例子。我有一位患者对自己的饮食极端控制，因为她对许多食物都非常敏感，这种情况来自纠缠了她许多年的一种病。尽管她的病已经好了，但这么多年的挣扎和痛苦让她特别恐惧疾病复发。而食物或许就成为她最容易控制的东西，而且她还可以选择一种社会接受度很好的行为——节食。有一天我见到她，那时她身体不适已有相当长的一段时间了。我用一种人体运动学技巧来对她进行测试，然后建议她吃一个汉堡。结果可想而知，仿佛我是在建议她去抢银行或绑架幼童似的！她当时吓坏了，你可以清楚地看到疾病留下的痛苦给她带来了如此巨大的恐惧，让她不敢越雷池一步。唯一的处理方式就是尽可能让自己的生活处于极端控制之下。当时我不知道以后还能不能见到她了，因为她对我的建议是如此愤怒，而我却是带着最大的爱和善意，因为我事先就知道，她对我的建议恐怕没那么容易接受。

第二天她打来了电话，听起来就像个活泼的小姑娘。她详细描述了发生的一切，特别强调说，从咬下第一口汉堡之后，她就觉得好多了。那么，是不是说此后她就要每天都吃汉堡了？是不是我在建议你们吃红肉有益健康呢？并非如此。只是在那个情境下，出于某种原因，身体上、非身体上，或者二者都有的原因，她需要吃一个汉堡。当然了，这次经历打开了她被恐惧封锁已久的心，此后她和以前大不一样了。顺便说一句，她仍然吃得非常健康，但是现在不是出于恐惧了，而是出于对自己的爱和信任。偶尔她也会很享受地吃一个汉堡或冰激凌，当然，吃完什么事都没有。

在结束这个类别之前我还要再举最后一个例子。你也许还记得秘密4中的关于特蕾西和我结婚时的那个故事。我们几乎做了所有可能的准备，幻想着能有一个美满幸福的、彼此没有压力的婚姻，可是不到一年我们两个就想离婚。也许发生这种事的最主要的原因是我们两个心中都有一幅"图"，描绘着我们想让婚姻变成的样子，结果无意识之中，我们就会想要控制对方来让自己心中的愿景变成现实。可问题在于，特蕾西心中的图和我的不一样，我们对彼此施加的控制只带来了愤怒、挫败感、误会，最终演变成了不信任，进而取代了爱和亲密。为什么很多人会觉得，两人之间的关系总不是自己想要的那种？我相信秘密就藏在这个类别中。我最近看到一组数据说，大约50%的人都会离婚，或者虽然没离婚，但却处于分居状态，或不忠，或处于绝望的状态中。100对情侣中最多只有5对能做到所有人都梦寐以求的、真正的爱与亲密。而究其根源，就在信任／控制的类别中。

了解了这些，这个类别所对应的身体系统就很显然是生殖系统了。性本应成为爱与亲密的最高点。而爱与亲密的驱动力是信任。如果你将信任拿走，那么剩下的就是没有信任的性。可悲的是，这正是大多数人在做的，这就不难解释为什么那么多人对性感到纠结或者去寻找替代品了。这在不孕或有生育问题的妇女中也很常见，她们面临的也是信任和控制的问题。事实上，特蕾西有过3次流产，好几年都不能成功怀孕。直到5月的一个星期天晚上她终于放弃了对自己的控制，而我们的第一个孩子也是在那时怀上的。

类别11：谦逊 vs. 过分骄傲/傲慢/形象控制

"形象就是一切。"这是最近出现的一条广告语。在内心深处我们都知道这是谎言，可是许多人在生活中仍将其视为真理。形象控制来自一个信念，就是："我不够好，人们了解我之后，就会得出同样的结论，所以无论代价是什么，我都要展示给人们一个精心装饰过的我，而不是真正的我。"这对某些人来说至关重要，他们深陷其中，常常会通过各种手段来将自己塑造成某种形象，让他人从"正确"的角度看待他们。我们管这叫"操纵"。

我永远忘不了有一次星期天早上我和父母去教堂，我们在车里因为某些事争执起来，吵得很凶，结果到地方后，车门一开，第一个弟兄或姐妹说了一声"嗨"之后，我父母马上神奇地变了一副样子。他们表现出来的是，他们爱所有的人和事，也深爱着彼此，深爱着孩子。整个世界是一个美好、祥和的世界，我父亲和牧师亲切有力地握手，真诚地寒暄。这些都让我糊涂了。后来我发现每个人都会这样。可能从某些方面来说，这样做是因为我们需要别人用某种特定的方式来看待我们。我想对大多数人来说，想要被喜欢的本能从幼儿园时代就开始了，而且伴随我们一生。其实这也没什么问题——毕竟是人性的一部分。

可问题在于，这会导致我们将精力放在"形象"这个并不真实的东西上。当然，我们总是想要将精力放在能有所回报的地方。在我们内心中，我就是真实的样子（参见秘密6）。如果我们将精力花在清理内心的垃圾上，我们自然就会得到真正想要的结果，那就是——对自己感觉良好。到那时，其他人对我们怎么看，就随它去吧。

这些挣扎和纠结最直接影响到的，就是人体位于心脏处的循环系统。当我们陷入操纵和形象控制的泥沼时，就会损害我们的心，在身体上和非身体

208

上都是如此。所以专注于自己的内心就意味着放手很多外在的、能诱使我们走上岔路的东西。

类别12：自我控制 vs. 失控

你也许在想，本小节的标题与之前类别中讲到的"控制是魔鬼"是不是互相冲突呢？答案是"不是"。原因如下。

如果我们无法自控，我们就无法爱，无法实现自己的梦想，而且会很快毁掉自己的健康。那么，区别在哪儿呢？自我控制不应该是一种很难的、被迫的、艰辛的事，不应该像汗流浃背地爬山那样，而是应该更像从优美的雪山之巅悠然滑下。自控如果做得正确，是会非常顺畅，有时可以说毫不费力的。不同之处就在于我们内心的状况如何。如果心中充满恐惧，那我们就会试图靠控制来得到想要的东西，为的是让自己显得很好。而另一方面，如果我们的内心充满爱与信任，我们的控制就会在爱、欢乐与感激中进行，因为我们已经很好了。

虽说如此，但这对我来说一直是个意义重大的类别。我在家里3个孩子中最小，也因此从小就受到无微不至的宠爱。我母亲一直扮演着我的厨师、司机，帮我打理好一切。在我大三大四的时候，自己仍然不懂怎么洗衣服，怎么核对支票，怎么做饭。

这成了我生活中的一个严重问题。记得特蕾西和我刚结婚时，有一次周日上午我从教堂回来，当时特蕾西已经在厨房里忙活了一个半小时了，我坐在电视机前看着美国国家橄榄球联盟本周的比赛，我一手端着一杯甜茶，一手抓着一包薯片，膝盖上放着遥控器。我至今仍清楚地记得被特蕾西摆弄锅碗瓢盆的叮当响搞得不胜其烦，因为我都听不清比赛的精彩解说了。午饭时，

治疗密码4个手势图表

修复潜意识，重启自愈系统

手势1　鼻梁：位于鼻梁和双眉中线之间的区域。

鼻梁主手势

休息手势

手势2　喉结：就在喉结处。

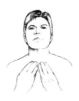

手势3　颌：在颌骨的最后方，头部两侧都有。

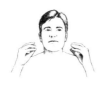

颌的主手势

休息手势

手势4　太阳穴：太阳穴往上一英寸半，向后脑方向一英寸半，头部两侧都有。

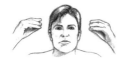

太阳穴主手势

休息手势

特蕾西摆了一桌子我爱吃的菜，吃完后我马上又回到我的躺椅上看比赛，结果再次因为特蕾西收拾餐具的声音干扰了我看比赛而发火。我的第三次发火是在一个小时之后，当时正是比赛最后几分钟的关键时刻，结果传来了特蕾西很不知趣地用吸尘器吸地的轰鸣声。现在提起这些我觉得很惭愧，但在当时，我就是那么想的。那种懒惰和觉得自己高高在上的感觉正是自我控制类别中的重要问题。

肌肉和骨骼系统是受自我控制问题影响最直接的系统。每次总是很神奇地有患者反馈说，自从他们治好了关于懒惰、自大、无助、公平等内心问题，他们肌肉和骨骼等方面的问题也随之痊愈了。

将它们放到一起

现在你也许有点儿理解"治疗密码"是如何从身体和非身体症状中找到内心问题的了，我们还要告诉你如何利用这些信息去治疗自身，无论是现在还是在你未来的人生道路上。

第一步。首先，我们建议你在开始时用"治疗密码"来治疗最让你烦恼的问题。按照我们在前面的章节中建议的步骤，一步一步来：先是确认这件困扰你的事背后的情绪（恐惧、绝望、愤怒、焦虑、无助等等）。然后进行评分（1~10）。再回想一下在此前的人生中是否有同样感觉的时候，即使情况完全不同也没关系。然后再给那段记忆现在困扰你的程度评分。然后将此前的记忆与现在的问题都放入你的祷文中，开始做"密码"。结束后，重新对记忆评分。对那段最早期或最强烈的记忆多下点儿功夫，直到它的评分能低于1——也就是说，你已能以十分平静的心态来面对它了。然后接着针对其他相关问题，从其中最早期或最强烈的记忆入手，直到它们全都能达到0或1。

第二步。用"内心问题探测仪"。这个评估工具是在线的（可以登录www. thehealingcodebook.com，注册本书后就会得到相应的链接）。在你回答完所有问题后，你就可以立即得到一个10~15页的个性化的评估报告，里面包括你在内心问题的12个类别中的得分。

这个报告会直接指出你内心的问题。然后，就从你得分最低的类别入手吧，看看有没有什么相关的记忆、感受或信念浮现出来。用0~10对其评分，然后用"密码"进行治疗，就像第一步所说的那样，直到评分低于1。这很可能就是你在第一步所针对问题的隐藏源头。

在对你用"探测仪"找出的得分最低的类别完成治疗后，继续对得分第二低的类别进行治疗（或是当时最困扰你的问题，如果有新问题出现的话）。然后继续使用"探测仪"，根据分数的指示来进行治疗，直到解决所有问题。你可以多多使用这个工具，我们推荐你这么做。它不仅会告诉你哪些问题最需要得到解决，还会让你按图索骥地将问题细化到某个类别。

第三步。在你用"探测仪"找出最低分数后，将本章提到的12个类别从头开始做一遍，每天做一个。这会让你全面治疗所有问题，不漏下一个（要知道，你问题根源的90%都是无意识的）。你可以在未来的人生中继续进行这种"保养"。当有问题出现时，重新按照1~3的步骤从根源上解决它们。

更全面的治疗方法

现在你手中握着的钥匙，足以开启我们认为是有史以来最强大的治疗系统了。你知晓了能对所有人、所有事都起作用的"通用治疗密码"。你掌握了"内心问题探测仪"，它会指导你评估自己的内心问题并告诉你如何按照优先顺序对其进行治疗。你明白了12个类别，这样你就可以用"治疗密码"来覆盖你所有的身体上及非身体上的问题，并找到它们的根源所在。

不过，猜猜怎么样——你的治疗还没结束！

"治疗密码"和"内心问题探测仪"从细胞的层面解决了你产生压力的根源。那么日常生活中的压力呢，就是那种我们通常所说的"压力"？你知道那是什么，当你的孩子对你大发脾气，或你堵在路上，或你与别人发生争吵时，都会感受到的那种压力。

所以，我们还要给你一个工具，这次就是要应对你日常生活环境带来的压力了。在下一章中，你就会学到如何扭转这种日常生活中的压力了——只需要短短的几秒钟！

第十二章

立竿见影
10秒钟消除环境压力

毫无疑问，你在电视上、网络上、故事中，几乎每个街头转角都看到过这种广告——某些饮品（或药品）声称可以让你精力更加充沛，随时服用，立即见效。这可是一个有亿万美元产值的行业。

这些调配品由特定的维生素和草药组成，可以增强其中咖啡因成分的效果。他们所承诺的是几个小时的能量。但是如果你仔细看成分的话，你就会发现其实这是一个交换，用暂时的能量提升，来换取长时间的并发问题。即使是维生素和草药，如果服用过多也会出现副作用。一些功能性饮品甚至在瓶身上印上警告，告诉你喝多少罐之内才不会带来有害的效果。

这些饮品和药品其实都给身体增加了额外的压力，因为它们过分刺激了身体，并掩盖了疲劳。其实出现疲劳本应是提示你去休息和放松的，而不是更兴奋。这些刺激物中包含的糖分或糖的替代物会抑制免疫系统，被公认是有害的。

要是你能得到类似甚至更好的能量提升效果，而不用刺激物，没有任何花费，也没有刺激效果渐渐消失后的那种疲劳感，还无须担心副作用，你觉得怎么样？要是你可以随时使用这种"能量提升器"，没有成本，也不需要购买任何补品，一切只需要几秒钟的时间呢？

要是在提升能量之外，你还可以减少任何负面情绪，舒缓压力——而只用不到10秒的时间呢？

这就是"立竿见影法"能为你做的一切。任何时候当你感到压力很大，感到需要能量提升，任何时候你觉得负面情绪威胁到了你内心的平静，就花10秒钟来应对压力吧——再说一次，不要靠刺激物来掩饰自己的疲劳，这只会让你的生理压力水平更高——而是要从根源入手消除它。

找到压力的根源至关重要，因为压力会给你的身心带来毁灭性的影响。我们给了你工具从细胞层面来舒缓压力——那种通常被无意识引发的压力。但我们都知道，还有一种是完全能意识得到的压力。我们再来看看这种压力，它是什么，什么时候以及为什么会对人体有害。

回归的压力

压力是当你身体面对某些让人恐惧或难以承受的情况时做出的很自然，有时甚至是很恰当的反应。要勇敢面对生活的挑战的话，压力对我们而言是必需的。

当你的头脑认为你正处于某种危险当中时——无论是精神上还是身体上——压力就会出现。它的出现是因为你的头脑认为你没有能力去应对如此紧急的情况。你的身体向各个系统输送肾上腺素，以便提升你的力量。这就叫作"战斗或逃跑"反应。

遗憾的是，对当今社会的人来说，那种肾上腺素带来的提升是身体上的，而且也只能用于身体行动。如果你不将之用于战斗或逃跑，不把它消耗光，那么这些肾上腺素就会留存在你的体内，制造紧张和精神痛苦。如果压力太多却没有释放的话，会让我们紧绷，会内耗我们的能量，没办法以平衡的状态和清醒的思考来应对日常的各种需要。我们会时刻紧张，脾气暴躁，疲劳虚弱，还搞不懂是为什么。

理论上说，只有危及生命的情况才能引发压力反应，让我们立即行动起来，用更少的思考换取更快速的反应。但是如今，这种压力反应常常由一声电话铃、一个最后期限或某位老板、某个家人等这样的非紧急情况引发。我们的日常生活总是被各种各样的需求、期望和达不到的要求堆满。当身体释放了太多的肾上腺素而无法消耗掉时，我们就会被拖垮，免疫系统运转低下，出现身体和精神资源的全面损耗。这也许就是我们想要来一杯功能性饮料的时候。但是，如果我们喝了，只会短暂地将这种不适感掩盖，却会带给身体更多的刺激和压力。

不过，正如情况和生活方式千变万化，什么程度的事情或状况能让人产生压力，不同的人也不一样。能给你邻居带来恐惧或让其难以承受的事，也许对你来说并不觉得怎样。但即使如此，我们所有人都有无法面对的情况和事情。这就是"环境压力"。

以下是几个能引发环境压力的常见原因：

　　与工作相关的事

　　财务状况不稳定

　　对失败或表现不佳心生恐惧

　　对未来有不确定感

　　健康问题

　　家庭问题

　　关系问题

　　和消极的人打交道

有消极的态度

无力感

自卑

失去重要的人或物

为什么要担心压力过大呢?

因为，长期承受压力是非常危险的，甚至是致命的，尤其对我们的健康和幸福来说。

关于压力的常见原因，上面列出的名单虽不完整，但也能说明环境压力无处不在。它的存在范围太广泛了，会影响到我们的关系、工作以及对生活的享受程度。高度压力会让我们变得焦躁，甚至对周围的人或事发火。和家人吵架与路怒症也是两个常见的表现。当我们因为压力而无法清醒思考时，我们的效率就会降低，甚至会错误连连，这些都会增加我们的痛苦程度。随着时间推移，我们的压力会积累到一个临界点，到那时我们的免疫系统就会被削弱，我们也就更容易生病。

当环境压力随时间积累到一定程度，就会产生生理压力。正是生理压力引发了大部分的疾病。这一点，你在第一部分的7个秘密中就已经知晓了。压力会关闭我们细胞的重要功能，而随着时间的推移，我们的健康也会受损。

正如我们所见，"战斗或逃跑"在紧急情况下可以挽救我们的生命，是一种非常重要的反应机制。但当危险过去后，这种身体警报不应该还在持续拉响。问题就在于人们在"战斗或逃跑"状态下的平均停留时间过长。当这种情况发生时，会出现一个不可避免的结果：最终某些地方会坏掉，显现出来就是症状。一系列症状加在一起，就是疾病。

没有释放的压力就是问题

之前，我们提到过多丽斯·拉普博士的"压力桶"理论。拉普博士是世界公认的顶级过敏症治疗医师。这个理论表明，只要我的桶没满，就仍然可以继续承受来自生活和身体上的压力，并能有效应对，使自己免受负面影响。而一旦桶满了，外溢了，我们身体上最薄弱的部分就会以某种方式坏掉。出现的过敏症或疾病其实只是表示在压力下某些薄弱的部分坏掉了。

雷·格鲍尔博士在他的著作《健康问题的唯一原因和解决办法》（ *The Single Cause and Cure for Any Health Challenge* ）一书中描述了一个令人称奇的实验，测试未释放的压力在小白鼠身上的效果：

"小白鼠被放在一个通电的笼子里，笼子会释放非常轻微的电击。电击会让小白鼠产生压力，但只要它有足够长的时间来恢复，就不会有什么影响。但如果这些轻度电击过于频繁，不给小白鼠从这些无害压力中恢复的时间，那它们就会很快衰老，短短几天之内就会死掉。尽管每次电击都是无害的，但是压力频繁累积的效果，再加上没有足够的恢复时间，会让身体承受不了，最终死亡。"

这个研究向人们传达的信息非常明显：

当我们没有足够的时间来从上一场压力中恢复，而下一场压力又接踵而来的话，我们的细胞就会持续保持关闭的状态，身体也会加速衰老，最终就会早逝。

过量的环境压力会带来的常见影响有：

失眠

紧张和焦虑

糊涂

行动效率降低

频繁出错

易怒

生气

轻度抑郁

高血压

心血管疾病

心脏病

溃疡

过敏症

哮喘

偏头痛

早衰

因此，我们需要一个解决方法，既能快速简单地释放日常生活带来的环境压力，又不会给我们已经很满的日程表增加负担。

应对环境压力的工具

这些年来，已经有一些能帮人们应对环境压力的有效工具了。它们都是些身体上的方法，比如有氧运动能改善心血管机能，还有深呼吸和能量医学。

这些已被证实的确能释放环境压力。而非身体上的方法主要是祈祷和冥想，也被证明是行之有效的。目前可能有99%的自我治疗方法要么就是身体上的，要么就是非身体上的，极少有二者相结合的方法。

你下面将要学到的这个简单方法，实际上是综合了所有缓解压力的有效元素——身体上的、非身体上的——融合而成的一个强效方法。我们管它叫"立竿见影法"。是的，它只需要花上10秒钟就能做完！

"立竿见影法"第一次将目前已知的最能有效缓解压力的身体及非身体的方法相结合。在短短10秒钟的时间里你就会感受到明显的效果，堪比30~60分钟的有氧运动、深呼吸或冥想。

当你感觉自己能量不足或承受了压力时，就可以使用"立竿见影法"。它会中断压力反应，这样你的身体就不会累积压力，而是会将其清除，让你保持平衡状态。

可能有些人已经等不及了，下面就告诉你"立竿见影法"的详细步骤。然后我们再来解释一下为什么这个很短又很简单的方法却能有如此强大的效果。

如何一步一步进行"立竿见影法"？

"立竿见影法"只需要花10秒钟，当然，你也可以做更长时间。只是大部分人10秒之内就会感受到效果。我们建议你在有需要时随时做，但至少一天3次。

步骤如下：

1. 给你的压力评分。当你开始做"立竿见影法"时，集中精力去感受你在那天或那一刻感受到的压力的总体水平。紧张感有多强？程度有多大？你感觉受它多大影响？你与他人的关系受了多大影响？你看世界的方式受了多大影响？是不是在身体中的各处都有？

请你给自己的压力打分，0到10分。0就意味着没有任何压力，而10则意味着压力达到无法承受的地步。这对你而言是一个非常有帮助的工具。当你事先给压力评分，然后做完"立竿见影法"后再次评分，你就可以测量自己减轻压力的效果了。你就知道要不要继续做，让你的压力水平更低。当作完"立竿见影法"后，你就会知道你的总体压力水平降低了。

2. 将你的手掌以舒服的姿势放在一起。你可以十指交叉做一个祈祷的姿势，其他姿势也可——只要你的手掌是放在一起的。

3. 集中意念，想着你想要清除出身体的压力——身体上的或精神上的。

4. 进行10秒钟强有力的呼吸：

· 用"腹式呼吸法"快速有力地呼吸。用嘴有力地吸气、呼气。使用你的横膈膜，这样你的腹部就会随着吸气鼓起，随着呼气收入。如果你有些头晕的话，还是要保持这个呼吸的方式，只是强度可以有所降低。

· 在你做强有力的呼吸时，想象一些积极正面的东西。可以是压力离开身体的样子，或是一幅安静祥和的场景，或是任何与压力相反的、可以取代压力的事。举个例子，如果你感到很生气，你可以在心里说"耐心"或"平静"。这可以算是方法中"冥想"的那部分。

我们建议你一天做3次。不过就算你一天只做一次，也会看到效果。但是，如果你想要快速减少即时压力，降低压力的总水平，那我们还是强烈建议你每天做3次、4次甚至更多次。毕竟它只需要花几秒钟的时间，但却会给你一个完全不同的感受！

你也许会奇怪为什么这样一个简单、快速、易行的方法减轻压力的效果可以和几十分钟的有氧运动和冥想的效果相当。下面就是它的工作原理。

呼吸的力量

"立竿见影法"使用的是一种呼吸的技巧，叫作"强力呼吸法"。正是这种强力呼吸法让你可以中断压力的循环，而且几秒钟的时间就能有类似几十分钟的有氧运动和冥想的效果。

物理学中的惯性定律表述道："除非有足够的能量，否则改变不会发生。"而强力呼吸法就可以在体内创造大量的力量。在这个过程中，强有力的呼吸给身体增加了动力——充满能量的氧气和身体运动。就像风能是地球上的首要能源，我们的呼吸就相当于身体中的风能。

就算你只进行强呼吸，你也会有舒缓、放松的感觉。你的情绪也会更加平和。强力呼吸法本身就是一个很有效的技巧，同时也正是它，才让"立竿见影法"如此快速如此深入。

强力呼吸法针对的是压力的影响之一——浅呼吸。习惯性的浅呼吸是慢性压力的一种表现。浅呼吸由某些让我们震惊或警惕的事情引起，最后演变成了一种习惯。慢性浅呼吸的人，仿佛一直生活在恐惧焦虑的状态下。

在《意识呼吸》(Conscious Breathing)一书中，盖尔·亨德里克博士写道："当某种非常痛苦的情绪来临时，我们的第一反应就是停止呼吸。这是由神经系统引发的一种保护性的'战斗或逃跑'反应。之后很快你的身体就会被大量的肾上腺素淹没，而控制血液循环的交感神经系统也会参与进来，让你的心脏跳得更快，血液流动更快。"短促的浅呼吸正是这种反应的后遗症。有些人甚至在应对一些小事时也会习惯性地屏住呼吸。所有的浅呼吸都会减少我们吸入的氧气量，也减少我们排出的二氧化碳量，这会导致细胞层面的压力。

将注意力放在呼吸上，一天几次，这会让你更加注意自己的呼吸情况。强力呼吸法中的腹式呼吸会让你的身体感受到呼吸得很满很深入的感觉。这样当你集中精力消除压力或感受平静时，就会不由自主地进行深呼吸。当你持续练习"立竿见影法"时，即使在两次练习的间歇，你也会更深入地呼吸。你的肺会喜欢这种深呼吸的感觉，因为它更自然、更健康。"立竿见影法"会渐渐增加你的肺活量，不但会促进健康，还会延年益寿。

早在1981年，《科学新闻》杂志就报道了美国国家衰老研究所关于肺部功能和长寿的研究。这个长达30年、涉及5 200名对象的研究发现一个人的肺部功能可以显示其总体健康水平和活力，同时也是预测一个人潜在寿命的重要依据。通过对肺部功能的测量，可以判断一个人还能活10年、20年还是30年。

当你做"立竿见影法"时，你会更放松，控制呼吸的肌肉会让身体达到最大吞吐量。

很快你就会发现，有没有深呼吸你很快就会注意到。没有深呼吸的话，这就是一个信号，表明你感受到了压力，需要一点儿休息时间来做"立竿见影法"。

定期使用的话，"立竿见影法"的效果还有：

刺激心血管系统

增加携氧量

清除体内的二氧化碳等废物

通过增加内分泌系统的能量，来刺激免疫系统

改善淋巴系统的功能

冥想

在你做"立竿见影法"时，在尽力将体内的压力移除的部分有一个简单的"冥想"环节。将强力呼吸与集中意念（集中精力把压力排出体外）相结合，是"立竿见影法"能保持数小时效果的部分原因。在此过程中，你是在用呼吸的力量来增强意念的力量，再将之运用到你的身体和头脑上。

不少研究都证明冥想可以缓解压力，增强生理和心理健康。冥想能增强一个人的总体健康水平，这已经成为一个被广泛接受的医学常识。虽然人们对这个过程并不完全了解，但研究发现冥想可以让人的脑电波进入 α 状态，让意识处于放松、平静的状态，以提升治疗效果。同时，定期冥想可以让血液中的荷尔蒙和其他化合物等能显示压力状态的东西逐渐减少。全美国乃至全世界，成千上万的医生、咨询师和治疗师会向病人推荐各种各样的冥想技巧，作为治疗的一部分，也作为每天都要做的固定练习。

通常很保守的医疗专家们会推荐一个被认为是精神上的疗法，这十分令人惊讶。也的确，冥想的基本定义就是一种精神上的沉思形式。通过运用多种技巧，数千年来人们已将冥想作为一种提升自己精神敏锐度的工具。

但冥想无须有一个精神上的目标。整个冥想的目的可以很简单，就是将大脑从压力模式调为平静模式。"立竿见影法"将冥想纳入其中，通过刺激大脑特定的区域，诱使其进入一种"放松反应"。

一项由马萨诸塞州立大学医学院的神经科学家乔恩·卡巴金博士领导的研究发现，冥想可以让一个人的大脑活动从右前额叶皮层（压力下会更活跃）转移到左前额叶皮层（安静时会更活跃）。这个转移不但减少了压力的负面效果，还减少了轻度抑郁和焦虑的可能性。

埃克塞特大学的艾德里安·怀特博士进行的一项研究也得出了类似的结

果。在他的研究结论中，冥想可以增加前额叶皮层的神经电流活动，降低焦虑感，也会让人处于更积极的精神状态。冥想也会减少脑扁桃体的活动量，而脑扁桃体正是大脑产生恐惧反应的地方。

换句话来说，冥想可以将我们的注意力从恐惧和焦虑转移到平静上。在你做"立竿见影法"时，想象着那些压力离开你的身体的样子，或是脑海中展示一幅安宁祥和的画面，此时你的脑电波就会从充满压力转向平静。

能量医学：使用双手

你应该从"治疗密码"中已学到，双手是有治疗力量的。当你将双手的手掌放在一起时，你就是在用手中的能量去减缓压力。这是一个简单却强大的技巧，可以大大增强减压效果。

"立竿见影法"和"治疗密码"一起使用

有些能带给人压力的情况十分复杂，或者能引发太多的负面情绪，单单使用"立竿见影法"只能移除表面压力，此时就应该使用"治疗密码"来深入治疗导致身体出现如此反应的细胞记忆和错误信念了。

同样，有时"治疗密码"也无法消除那种日常生活中时时刻刻的压力。这种意识中的压力或者恐惧会让"治疗密码"很难发挥应有的作用。因为它会让我们很难放松下来，为"治疗密码"的使用创造条件，也就是说首先在使用上就变得很困难了！当我们用"立竿见影法"清除了环境压力后，我们就相当于清除了拦路的阻碍，为"治疗密码"的使用创造了基础。其实，在使用了"立竿见影法"后，你会发现做一切事都变得更容易了。只用10秒钟的时间，它就可以为进一步治疗清除掉一大部分阻碍。

如果我们在做"治疗密码"的同时不必与环境压力做斗争的话，那疗效就会来得更快、更好。换句话说，"治疗密码"和"立竿见影法"功能不同却又相互弥补。想要得到最佳的治疗效果，你需要二者兼修。

我们建议你一天做3次"治疗密码"，再一天3次去做10秒钟的"立竿见影法"。加起来每天总共要花的时间也只有18分半——如此小的投入，却可以带来如此大的效果，对你的健康、关系和事业都大有益处。

现在，你已经掌握了应对细胞压力和环境压力的工具了。它们是如此神奇，如此有用，可以有效地帮你从根源上消除压力。当然，要过上平衡、健康的生活，我们认为还要具备一些要素。

过上平衡、健康的生活

想过上最平衡、健康（头脑、身体、心灵）和满足的生活——就是那种每人都渴望的幸福生活，下面还有一些重要的建议：

灵魂。要过上健康生活，首要也是最重要的一点就是与上帝的关系。实际上，我们认为如果你治愈了自己的人生却没有和造物主建立起爱的关系，你就永远没办法拥有你最需要的东西——无条件的爱。所以我们鼓励你去寻找上帝以及他对世间万物的深爱。"治疗密码"可以从身体上和精神上治愈你，它可以让你此生获得诸多成功，但是对你最终的路途却毫无助益，而最终的目标才是最重要的。所以我们建议你不要忽略这一步。[1]

生活方式。除了做"治疗密码"和"立竿见影法"之外，你还需要建立一

---

1 关于更多我们个人的精神信仰，可以参看结语《关于我们及我们的信仰》。——作者注

种健康的生活方式。要保持健康和疗效，有许多常识应该知道，包括食用有营养的食物，少吃不健康的食物，多喝清水，多呼吸新鲜空气，注意补充维生素和矿物质，多运动多休息，多花时间和你爱的人在一起，等等。如果忽视了这些要素，你可能就无法过上平衡健康的生活，所以千万不要忽视它们。

在压力下，水合作用与呼吸都会受到影响。脱水是最常见的会导致生理压力的身体因素，其次是缺氧。所以每天要喝6~8杯水，还要保证呼吸得深入、彻底，这会提升你的记忆力和能量水平，缓解疲劳和常见的疼痛。它们对健康与治疗的重要性不言而喻。经常使用"立竿见影法"中的强力呼吸法，可以提升你血液中的携氧量。

意识冲突。如之前所说，意识冲突就是指你一直违背自己的信念生活。这是让治疗变慢的首要原因，因为它产生了持续的压力。如果你做了"治疗密码"和"立竿见影法"并没有得到理想的效果，就好好检查一下自己的内心，看看有没有意识冲突。发现问题的话及时解决，让其成为你用"治疗密码"解决的重点问题。

自言自语。这就是我们所说的"种下腐烂的种子"。尼尔·华伦在他的著作《爱生活，你可以》（*You Can Love Your Life*）一书中引用的一项研究结果显示，人们自言自语时平均每分钟会说出1 300个单词。这些单词就像画笔，能在内心中画出图画。而我们自言自语的这些想法会被我们当作种子种在心里，等待其开花结果。

如果你在做"治疗密码"或"立竿见影法"时也不断地将这些新的有害图像和信念种植在内心中，那你显然是在"将桶装满"并抵消治疗效果。要有意识地多想想事实、爱、对自己与他人的尊重，还有其他对治疗有所帮助的事情上。你今天种下的东西所结出的果子你会喜欢吗？如果不喜欢，那就开始种植好的种子吧！从长远来看，这将非常有益。

我们的挑战与我们的条件

在本书中我们做了几个十分大胆的承诺。

我们说，有一个简单的方法，你花5分钟就能学会，做起来也不过每次6分钟，却能从根源上解决任何健康、情感、人际、事业和表现等诸多方面的问题。

我们说，一个10秒钟的呼吸及冥想练习就可以让你感觉很好，效果可以和20分钟的有氧运动或冥想相媲美。

所以我们向你提出一个挑战：来，证明我们错了！

定期去做这些练习吧。对于"治疗密码"来说，每天最少2~3次，每次最少6分钟。这就是我们为你开的处方。

应对环境压力的话，就做"立竿见影法"，可根据需要随时做，或每天做3~4次。

如果这些方法对你真的不管用，给我们写信！（如果对你管用，也给我们写信，我们会非常乐于倾听你的故事。）

想要这些方法不起作用，唯一办法就是根本不去做它们。

虽然这么说，但如果你做"治疗密码"时觉得有所阻滞，或者想要更快速的效果，那还有一个级别，就是"治疗密码系统"。它的力量更强大，因为它会更明确地针对某些具体问题。如果你在线（www.thehealingcodebook.com）注册本书，你就可以了解到更多关于这个系统的信息。

但是你现在所拥有的——"治疗密码"、"内心问题探测仪"、"立竿见影法"——已经足够你在接下来的人生中应对内心问题和环境压力的了。

听着，如果你听说有一种药可以治愈你身体上的任何疾患，改善你的人际关系，清除阻碍你成功的任何障碍，让你可以尽情享受成功带来的满足感……

如果我们说，只要你想要，无论是给你还是你的家人、朋友，我们都会寄给你，免费的……

难道你不会马上订一瓶，再给你的家人、朋友、同事订一些?

那么我们要说抱歉——这并不是药! 如果是，我们或许早就成为亿万富翁了。(很多人都这么说。)

抱歉我们没法给你寄药。不过，我们卖了一本书给你。虽然只是信息而已，但这些信息你却可以用在自己、家人和朋友身上。无疑，读完本书你已经学会了两种简单的方法，在接下来的人生中你可以用它们来治疗任何内心问题。

我们对你提出的挑战就是，证明我们是错的。

我们的条件就是，使用这些工具(尽管它们并不是药)。

对了，还有一件事……

让它流传开来!

对我们来说，"治疗密码"绝不仅仅是一项生意。就像电影《福禄双霸天》(Blues Brothers)中那对活宝所说的:"我们是在完成上帝交给的任务!"

我们想要看到"治疗密码"带给全世界的好处。这也是我们为什么要写这本书。请你在读过后，在知道"治疗密码"、"立竿见影法"和"内心问题探测仪"是如何使用之后，就把这本书借给需要的人吧。也可以趁吃午饭的机会，把这个方法教给你的朋友们。如果"治疗密码"和"立竿见影法"真的对你有所帮助，那就告诉其他人吧!

请帮助我们把治疗传播到世界各地。我们都需要它，上帝知道的!

愿上帝保佑你，并指引你走上治疗的旅程!

关于我们
及我们的信仰

　　这些年来我们去过无数的宣讲会、演讲和讲习班。我们读研时也读过成百上千本书，有的是为了学业，有的只是出于乐趣。所以我们十分感谢会议的主持人能分享他们的信仰，尤其是他们的世界观和对于神明的认识。

　　我们想，你也许会想要知道我们的信仰。

　　简单说吧，我们都是耶稣的追随者。我们只相信唯一的上帝，他的儿子耶稣，他的与我们共存的圣灵，还有关于他的文字——《圣经》。我们相信上帝是宇宙中唯一无爱不能的人——因为他就是爱。我们相信地球上每一个人流下来的每一滴眼泪，上帝都知道，也很在乎。

　　我（亚历克斯）从小到大受到的教育是上帝既严厉，报复心又强，还很自私……至少在我的记忆中是这样的。我花了好多年才从这种宗教教育的阴影中走出来。最终我意识到《圣经》中所描述的上帝并非像我此前被告知的那样。《圣经》就像是一封情书。虽然它也包含了能做的事和不能做的事，但那又怎样，影碟机的说明书不也是一样！那些能做的事和不能做的事只是造物主饱含着爱的指导，告诉你如何生活在爱、欢乐与平静中。

　　我们相信上帝会给各人分派具体的任务，为的就是传播爱。对我们来说，现在所做的这一切首先不是生意，而是使命。我们相信上帝交予的使命是为了用爱来帮助那些受伤的人。其中一部分可以通过我们所售的这个神奇的治疗方法来完成。

另外一部分可以通过这种方式来完成——用出售这个方法得到的钱来资助那些和我们有着相似使命的项目。

现如今，我们主要的慈善捐助是一个在南美洲的项目，它所针对的是2~12岁的流浪儿童，让他们不再在大街上流浪，给他们一个温暖的家，有东西吃，有衣服穿，教给他们上帝的慈爱，告诉他们回报的方式。换句话说，这个项目给了孩子们新的生活。

简而言之，这就是我们的信仰。如果你想知道更多内容，可以在线（www.thehealingcodebook.com）来联系我们。如果你想知道关于如何帮助那些流浪儿童的信息，我们也会非常高兴地回复你。

谢谢你，愿上帝保佑你！

亚历克斯·洛伊德和班·琼森